ESTRÉS

Índice

Cuando era niño mis padres solían llevarme al campo y hace poco recordé que, con frecuencia, solía tumbarme boca arriba en la hierba y mirar al cielo. Y es que, algunas veces, me sucedía algo que olvidé al crecer.

Sentía mi cuerpo reposando en la tierra y, a la vez, una parte de mí se proyectaba hacia aquel infinito azul. En unas cuantas ocasiones mientras me hallaba observando, todo parecía detenerse a mi alrededor: los sonidos cesaban, la naturaleza se aquietaba y, de repente —cada vez que aquello sucedía— el velo de la realidad que percibía caía mientras la imagen comenzaba a desdibujarse. Así, lo que era un precioso color cielo se tornaba en un tono dorado que poco a poco cobraba vida y se dividía en miles de finísimos filamentos del mismo color que aquella preciosa luz. Cuando llevaba un rato y, sin saber por qué, siempre dirigía la mirada hacia mi cuerpo y, al hacerlo, me sorprendía lo que veía. Todo era lo mismo. Aquellos filamentos dorados lo eran todo; lo inundaban y lo traspasaban todo, incluso a mí. Yo miraba y miraba aquello que acontecía delante de mis ojos sin poder comprenderlo. Sentía cómo los filamentos me atravesaban y a la vez conformaban lo que era mi cuerpo y así, me sentía uno con ellos perdiendo la consciencia de ser un cuerpo físico o algo ajeno.

Tan solo me impregnaba de la experiencia o, mejor aún (hoy sí puedo ponerle las palabras que entonces no pude), yo era la misma experiencia que estaba sucediendo. Veía y sentía cómo eso y yo éramos la misma cosa e iba alternando su visión con la del cuerpo físico y el celeste azul. Mi consciencia iba sin poder evitarlo de una percepción a otra. En una había una clara sensación de ser un niño tirado en el suelo observando fascinado aquel firmamento cambiante y, en la otra, la de simplemente ser —sin más— aquella dorada eternidad.

Hoy sé con certeza que aquel niño, sin saberlo, era capaz de parar la mente y el contínuum del espacio tiempo tal como lo conocemos. Al hacerlo, el frágil velo de la falsa realidad caía por unos momentos para revelar la auténtica y real experiencia de ser uno con el todo.

Más adelante me volvió a ocurrir de vez en cuando y aún hoy me sigue ocurriendo (diría que es algo que nos sucede a todos en algún momento). A veces nuestra mirada se fija en un punto cualquiera y, poco a poco, nuestra mente se va deteniendo. Entonces, la imagen que observamos comienza a desvanecerse hasta que llegamos a ver directamente esa energía y la imagen que normalmente tenemos del mundo cae de nuevo. Por unos breves y eternos instantes, experimentamos lo que realmente es ser uno con el todo. Dura poco, pues la educación recibida nos hace crear una y otra vez el mundo conocido que, por rutina, estamos acostumbrados a ver y producir.

Por aquel tiempo comencé a sentir en mi cuerpo las emociones y los pensamientos de las personas que se acercaban a mí. Aquello me marcó hasta que con el paso de los años y de las experiencias comprendí lo que realmente me pasaba. No fue fácil experimentar inconscientemente aquella empatía y mucho menos en la etapa de mi vida en la que me formé y empecé a trabajar como masajista y osteópata. Ahí fue donde el asunto se complicó realmente, ya que al contactar con los pacientes recibía todo un torrente emocional y energético que tardé en aprender a manejar. En innumerables ocasiones un simple contacto era suficiente para hacerme con la dolencia del paciente ya fuese física, emocional o energética. Muchos días, al acabar la jornada, tenía que meterme en una bañera con sal para poder reequilibrar mi cuerpo de todo el aluvión de sensaciones que había acumulado durante el día. La cuestión empeoró cuando comencé a trabajar con la osteopatía sacrocraneal, técnica mucho más sutil que facilitaba aún más esos trasvases de información, emociones y energía.

Fue un viejo profesor y osteópata francés quien me enseñó lo que realmente ocurría y cómo debía afrontarlo, pues él había experimentado lo mismo en otros tiempos. Aquel hombre fue el primero en hablarme de que todo en el universo es la misma energía —esa energía se encuentra en todo, entre todo y, a la vez, es el todo—. Solía recordarme que cuando tocábamos a un paciente, en el fondo, nos tocábamos a nosotros mismos y al resto del universo.

Para él, el simple hecho de estar cerca de alguien o incluso solo pensar en esa persona era motivo suficiente para entrar en conexión con ella, lo cual era la causa de ese intercambio de información de un cuerpo a otro, aunque no se encontrase presente. Él me enseñó a trabajar sin que nadie estuviera físicamente poniendo las manos (aunque lo pareciese), lo cual daba paso a que esa energía que somos tuviese la oportunidad de actuar y regular tanto al paciente como a mí mismo.

Esto tuvo como resultado que mi sensibilidad aumentara aún más, llevándome a increíbles percepciones de las cuales una resultó para mí determinante, ya que produjo un cambio de paradigma en mi forma de ver y enfocar los tratamientos. Observé la absoluta correlación existente entre el estado mental, emocional y energético del paciente y su proceso personal de vida, así como lo que acontece en su cuerpo a todos los niveles. Comencé a darme cuenta de que la alteración del estado mental y emocional de las personas es muchas veces la causa de perturbaciones fisiológicas que terminan socavando nuestra energía, conduciéndonos sin remedio al abismo de la enfermedad.

Durante treinta años me he dedicado a tratar de aliviar el dolor y el sufrimiento de los pacientes que a mí han acudido. Puedo decir que fue a través de la observación y la experimentación personal en las prácticas donde descubrí, como algo invisible, la excesiva tensión que nos generan las situaciones estresantes y la somatización que se produce en el cuerpo humano. Esta tensión puede llegar a convertirse en dolor físico, a veces tan insoportable y de tal intensidad que ni siquiera en las unidades del dolor logran apaciguarlo —artificio inconsciente que sucede con más frecuencia de la que podemos imaginar—.

Podemos encontrar otro ejemplo en las patologías del aparato digestivo a nivel mecánico y funcional. ¿Cuántos síntomas y alteraciones son el resultado de no poder digerir o tragar algo o a alguien? Y está claro que no hablo de comida. Verdaderas «vivencias indigestas» reflejadas de nuevo a nivel orgánico y poniendo de manifiesto que lo que verdaderamente anda mal no es la digestión biológica, sino la digestión emocional que constantemente tenemos en función de nuestro sentir.

Se puede comprobar estadísticamente cuántas personas toman asiduamente medicamentos y productos para tratar de eliminar desagradables
síntomas producidos por malas digestiones, para poder dormir o para
relajarse de procesos de estrés y de ansiedad, auténticos enemigos del
ser humano.

Darse cuenta de cómo funcionamos y de los efectos que se producen en nuestro organismo cuando estamos sometidos a tensiones y estrés excesivos es fundamental para poder corregir los patrones que, de manera consciente o inconsciente, nos alejan de lo que debería ser nuestro bienestar integral como seres humanos.

En cada uno de nosotros mora un poder muchas veces olvidado que no es otro que el que procura el libre albedrío. Nuestra capacidad intrínseca de decidir cómo vivir en el tiempo que se nos da es nuestra y solamente nuestra. Nada ni nadie —si no lo consentimos—, puede influir en nuestras decisiones y pensamientos. Estos, bien creados y acompañados de una voluntad inquebrantable, nos ayudarán a crear un mundo de conciencia y consciencia plenas.

El objetivo de este libro es, por un lado, poder ayudar en la comprensión de los efectos y los mecanismos de lesión que provocan las tensiones y el excesivo estrés en nuestro organismo para así, a la luz del conocimiento, poder solucionar su origen y enfocar después nuestra vida de una manera diferente. Esto puede llevarnos a descubrir que somos algo más que un simple organismo sometido a una rutina angustiosa y demoledora. Por otro lado, ayudarle a sentir —que no a pensar— que quizá todos y todo seamos lo mismo. En la medida que uno se vuelve más sensible y proyecta la atención sobre algo acaba deviniendo eso sobre lo que se enfoca. La clave, por lo tanto, se halla en aquello donde ponemos nuestra *atención*.

Cuando nos identificamos con ser solamente un cuerpo al cual se le atribuye un nombre, unos apellidos y además una historia personal (sea cual sea), nos estamos limitando y nos estamos haciendo pequeños a nosotros mismos.

Realmente somos algo más de lo que nos imaginamos. Si nos abrimos a la posibilidad de sentir, aunque sea por un pequeño instante, que no solo somos cuerpo, ego, mente, sino lo que realmente somos en esencia (ser, ser humano —ese verbo en infinitivo, inmutable, eterno, principio y fin de todas las cosas—), podremos darnos cuenta de quiénes somos realmente y sabremos con certeza que nosotros mismos somos constantemente los creadores de la realidad de nuestra vida, pensamiento a pensamiento, nos lo creamos o no.

Por tanto, en cada uno de nosotros reside la capacidad de cambiar cualquier situación, revertirla y poder alcanzar la tan ansiada libertad para vivir plenamente la vida. Una vida que nos corresponde como *seres* humanos —realizando nuestra auténtica naturaleza—, sin miedos ni obstáculos puesto que por fin sabremos quiénes somos y que hemos devenido materiales en este espacio tiempo para colaborar conscientes en el enriquecimiento y la evolución de la misma consciencia de ser que somos. Y, recuerden, únicamente la incapacitación de uno mismo y la idea de no sentirse uno con el todo es lo que nos puede alejar de este sencillo conocimiento.

Durante la lectura del texto, a buen seguro se sentirán identificados con muchos de los síntomas y padecimientos que el estrés genera en nuestro organismo. Eso no será lo realmente importante; lo realmente importante es qué harán a partir de ese momento en el que descubren los efectos a los que esas situaciones les han conducido. Porque sola y únicamente podrán reducir su estrés vital si corrigen la causa que lo está generando. Podrán tomar productos para mitigarlo o hacer ejercicios para relajarse. Todo ello les ayudará, no hay duda. Pero seguirán padeciendo estrés y el cuerpo seguirá lesionándose sin remedio —a un volcán no se le puede poner una tapa, ya que al final acabaría explotando y con mucha más fuerza—.

Espero de corazón que este texto les ayude no solo a entender y comprender mejor cómo reacciona y obra nuestro organismo en las situaciones de estrés, sino también a descubrirse a sí mismos —no como lo que creen ser, sino como lo que realmente son—. Como decía el sabio Sri Ranjit Maharaj: «Un trocito de universo experimentándose a sí mismo».

CAPÍTULO 1

Qué es el estrés y cómo me estreso. Definición.

Según la definición de la Real Academia de la Lengua Española el estrés literalmente es «tensión provocada por situaciones agobiantes reales o imaginarias que originan reacciones psicosomáticas o trastornos psicológicos, a veces graves».

El estrés puede provenir tanto de factores externos como internos —los atributos de la propia personalidad, el afán por el perfeccionismo, la competitividad, el querer resaltar siempre para obtener un efímero reconocimiento, las falsas autoexigencias a través de las cuales tratamos de revalorizarnos, el miedo, los temores infundados, el medio ambiente, el cuidado de enfermos, las personas mayores, las personas tiranas y manipuladoras y, por supuesto, la creación constante en nuestra mente de futuros escenarios inexistentes donde nos vemos a nosotros mismos de una forma irreal a como realmente somos así como las situaciones que de verdad nos están aconteciendo. La lista se puede hacer tan larga como todo aquello que a cada uno pueda ocasionarle estrés.

En realidad, si hay algo que de verdad nos genera estrés es el miedo y la falta de libertad. Muchas veces la vida nos conduce a situaciones donde eso sucede, lo que nos suele llevar a vivir permanentemente enfadados — primero con nosotros mismos, luego con los demás y finalmente con el mundo entero para tratar de dar salida a todas esas vivencias y emociones (*e-moción = energía en movimiento*) mal procesadas.

Es más fácil echar la culpa a alguien que reconocer que nosotros somos siempre los causantes de todos nuestros males —unas veces porque no sabemos cómo funcionamos realmente y otras porque no se nos ocurre cómo afrontar o salir de situaciones que creemos irresolubles—. Esto, en el fondo, conducirá a nuestro organismo al almacenamiento patológico de ese estrés y a estar constantemente en tensión aunque no nos demos cuenta, ya que dentro de nosotros siempre existirá el objetivo de resolver aquellos temas o situaciones que nos mantienen preocupados. Hasta que no logremos ese objetivo, todo nuestro esfuerzo consciente e inconsciente estará dedicado al mismo permanentemente, lo que generará que todos los mecanismos de los que nuestro precioso cuerpo dispone se pongan en marcha.

Solo el conocimiento de uno mismo nos otorgará el poder y la capacidad de afrontar con éxito cualquier situación y poder revertir los mecanismos que ponemos en marcha cuando padecemos esas tensiones.

Antes habremos de conocer cómo y de qué manera hemos llegado a estresarnos, para así conocer dichos mecanismos y poder corregirlos.

En mi humilde opinión y, quizá influido por mi trabajo como osteópata, considero que el ser humano es básicamente energía en acción y que esta se expresa a través del movimiento en el instrumento psicosomático que llamamos cuerpo. No hay más que ver nuestra forma física y la capacidad biomecánica que poseemos para darnos cuenta de esto —estamos llenos de articulaciones, tanto óseas como viscerales, que nos permiten toda gama de movimientos para facilitar que la vida que somos fluya libremente y se exprese acorde con los principios universales—. Para ello, en la normalidad, deberíamos poner nuestra maravillosa mente a nuestro servicio y no al revés, como solemos hacer.

Percibir, sentir, fluir o actuar son atributos naturales. Pero ¿qué ocurre cuando pienso? Cuando pienso, interrumpo ese contínuum vital e influyo en él originando la realidad que yo mismo voy creando. Si esta es acorde me llevará a pensar, sentir o actuar sin fisuras en la misma dirección, lo que me hará sentir pleno, completo, alegre, optimista y en sintonía con la vida que yo mismo creo a través de cada pensamiento. Esto significaría que pienso, siento y actúo en coherencia aquí y ahora. Esto no genera estrés ninguno. Pero ¿qué ocurriría si no fuese así? A nuestro cerebro le da igual pues él crea la realidad en base al programa (pensamientos) del que le dotamos, como ya ha demostrado la ciencia cuántica.

La mayoría de las veces estamos realizando una cosa y a la vez tenemos la mente puesta en tratar de arreglar y solucionar no se sabe cuántas más —unas de pasado, otras de futuro o incluso del mismo presente que pasa inadvertido porque nos hallamos enredados en ese mundo de imaginación y fantasía—. Esto trae como consecuencia que nuestro cerebro trate de crear simultáneamente todas esas realidades que vamos proyectando en nuestro interior y, como no puede hacerlo, nuestro cuerpo se resiente entrando en estrés porque no puede dar realidad ni solución a todo aquello que está procesando. Esto sí provoca estrés y hace que nuestro cuerpo de mamífero active todos los mecanismos necesarios para tratar de recuperar la normalidad.

Como ya se adivina, el estrés no solo es provocado por malas vivencias o situaciones, sino más bien por una falta de presencia consciente que nos aleja de ser conscientes de aquello que nos afecta generándonos malestar. Como consecuencia, nuestro cuerpo ha de reaccionar y adaptarse a las nuevas exigencias provocadas por esas excesivas tensiones.

CAPÍTULO 2

Cómo reacciona el sistema nervioso autónomo de un mamífero en situaciones de estrés y qué síntomas reconocibles van a manifestarse. Simpaticotonía y Vagotonía.

Dentro del proceso de conocimiento personal que hemos emprendido es muy importante saber qué ocurre y cómo funciona nuestro cuerpo en situaciones de estrés.

En la naturaleza, los mamíferos estamos dotados de un mecanismo crucial: el sistema nervioso autónomo. Este sistema nos permite reaccionar de la forma más eficiente posible en situaciones de estrés o peligro inminente y consta de dos componentes: el *simpático*, que nos prepara llegado el caso para la acción-reacción, el ataque o la huida y el *vago* o *parasimpático* que, una vez pasada la situación de estrés o peligro, nos ayuda a recuperarnos. Cuando nos enfrentamos a una situación de esas características el simpático se activa y nos permite adaptarnos rápidamente para afrontar la situación, reconociéndose en ese momento el siguiente proceso y algunos de los siguientes cambios:

nuestro cuerpo, siguiendo órdenes del hipotálamo y la glándula pituitaria, libera grandes cantidades de adrenalina y cortisol denominadas hormonas del estrés. El simpático, que controla el ritmo cardíaco y respiratorio, se muestra hiperactivo haciendo que ambos se aceleren pudiendo llegar a la hiperventilación e hiperhidrosis (exceso de sudoración). Todos los sentidos se encuentran trabajando al cien por cien y las hormonas segregadas sirven para tensar los músculos preparándolos así para una posible reacción de ataque o huida. Lo normal es que el mamífero, una vez preparado, ataque o huya para resolver el conflicto y poder seguir con su vida de manera normal.

Pero ¿qué ocurre si la situación estresante perdura en el tiempo y no se resuelve? Muchas veces, el autobautizado *Homo sapiens sapiens*, lejos de reaccionar como lo haría cualquier otro mamífero en la naturaleza, no logra resolver ese determinado problema viviendo afectado por él durante días, meses y, a veces, incluso años. Esto produce un deterioro importante de nuestra salud y provoca que somaticemos (interiorizar y fijar en nuestro cuerpo lo que acontece en el ámbito externo) la experiencia, generándonos a la larga desagradables afecciones y consecuencias como veremos en capítulos sucesivos.

Otro típico y reconocible síntoma es la boca seca o una saliva espesa y blanquecina. Puede también producirse una descarga del tracto digestivo por medio del vómito o la diarrea. Igualmente, el sistema circulatorio se ve afectado ya que se produce una vasoconstricción periférica generando que las manos y los pies se encuentren fríos. La tensión se eleva y puede haber arritmias, taquicardias, pálpitos o bronquios dilatados. En el aparato digestivo y los intestinos se reduce la motilidad y se producen contracturas en los esfínteres. Se libera glucógeno. El páncreas, a su vez, inhibe la producción exocrina y estimula la secreción de insulina. Además, podremos comprobar que la persona pierde peso, se siente angustiada y con pensamientos obsesivos constantes día y noche, tratando de resolver el problema que le acucia. El insomnio y la falta de descanso se convierten en un hábito pernicioso, al igual que las malas digestiones y la pérdida de apetito. Todo ello llevará a una baja alarmante de nuestro sistema inmune dejándonos expuestos a todo tipo de infecciones y contagios, pues nuestro organismo no se podrá defender de forma adecuada.

Sin embargo, cuando salimos del proceso de estrés la parte del sistema nervioso autónomo que va a entrar en juego es el vago o parasimpático. Entrar en esta fase significa que nuestro cuerpo comienza desde ese mismo instante a recuperarse de todo el deterioro sufrido en la fase de estrés y nuestro sistema inmune recupera todo el poder de reacción y defensa, haciéndonos inexpugnables a las inclemencias ambientales.

Podremos conocer si alguien está en esa fase porque los síntomas son contrarios a los que se producen durante la fase de estrés. La boca está húmeda con saliva fluida. Nuestro corazón funciona perfectamente y la tensión se normaliza. A nivel del aparato digestivo, el tono en la motilidad aumenta y los esfínteres se relajan. Se duerme mucho y por fin se puede descansar. La persona se encuentra relajada y serena y vuelve a tener las manos y pies calientes. Se ha terminado la obsesión mental con el problema, se gana peso y se recupera el apetito.

La normalidad se enmarcaría en el normotono del sistema nervioso autónomo, que no significa más que la alternancia entre el simpático y el vago. El problema viene cuando nos quedamos atrapados en una vivencia que nos genera una simpaticotonía mantenida durante mucho tiempo o, por el contrario, si el problema se alarga en el tiempo manifestaremos una vagotonía profunda y duradera. Los dos polos son dañinos por lo visto anteriormente, por lo que lo deseable es el normotono mencionado.

CAPÍTULO 3

QUÉ OCURRE A NIVEL FÍSICO, MENTAL Y ENERGÉTICO CUANDO ESTAMOS ESTRESADOS

Como acabamos de ver en el capítulo anterior, nuestro cuerpo posee mecanismos intrínsecos de actuación que se ponen en marcha de manera automática cuando las situaciones vitales lo requieren, siendo su funcionamiento completamente autónomo. Por un lado, nos prepara para la acción en caso de que nos encontremos en un contexto de estrés y peligro y, por otra, nos ayuda a recuperarnos una vez haya pasado la situación de riesgo.

Esto es lo que ocurre normalmente. Sin embargo, en muchas ocasiones el suceso que provoca el estrés no se soluciona a corto plazo y se mantiene a lo largo del tiempo. Es entonces cuando nuestro cuerpo permanece acelerado en un predominio simpaticotónico mantenido como mecanismo adaptativo para poder afrontar esa determinada situación de estrés. Esto provoca una alteración en el normal funcionamiento de nuestro sistema nervioso autónomo que quedará fijada en el modo ataque o preparación para la acción. De ello resultará una segregación constante de adrenalina y cortisol (la hormona del estrés) que inducirá a nuestro cuerpo a realizar una serie de cambios entre los que se encuentran la retención de líquidos y el aumento de peso y de la grasa corporal, entre otros.

Cuando nos hallamos en una situación de estré el mensaje para el cuerpo es «estamos en peligro». Esto provoca una retención de líquidos como mecanismo de defensa. Retener líquidos es una medida de supervivencia y esto se comprueba fácilmente en dos casos muy cotidianos. Uno, cuando nos vamos de vacaciones a un lugar diferente al habitual donde normalmente vivimos. En estos casos, solemos retener líquidos hasta que nos adaptamos al entorno, lo cual se manifiesta en forma de estreñimiento durante los primeros días de estancia en ese lugar ajeno, llegando muchas veces a soportar estreñimiento durante varios días hasta la vuelta a nuestro hogar donde, curiosamente, tenemos que ir a evacuar forzosamente nada más atravesar la puerta. Y, ¿qué es lo que ha ocurrido? Simplemente, que nuestro cuerpo ha reconocido el territorio y ha abandonado esa situación de estrés y peligro —inexistente en este caso—. Así, al relajarse, se produce la citada reacción. El segundo caso se da cuando llevamos a una persona mayor al hospital por un accidente o por otra causa, aunque esta no sea grave. Normalmente, si no abandona rápidamente el hospital, suele tener una insuficiencia renal —de nuevo por una retención de líquidos—, en este caso más grave. Y eso, ¿por qué?, se preguntarán. Una persona mayor no piensa como lo haría una persona joven ante una estancia en un hospital. De ahí que la reacción sea completamente diferente. Para el joven es un simple «me arreglan y me voy». Pero para una persona mayor casi siempre es «a lo mejor ya no salgo de aquí» y, cuantos más días pasan, peor. El miedo constriñe y estresa, sobre todo si la situación generada supone una amenaza para la vida.

Durante todo el proceso que dura la situación que queremos resolver usamos la mente día y noche para tratar de encontrar solución al problema. Al no encontrarla, generamos en el cuerpo una reacción automática e involuntaria —una llamada de socorro pidiéndole auxilio, ayuda y energía— para poder lidiar con la situación. Entonces, a través de la hormona cortisol, el cuerpo lanza un mensaje al hígado (lugar de almacenamiento de nuestras reservas de glucógeno, o sea, energía almacenada). El mensaje es «necesito energía, ¡ya!». El hígado vierte glucógeno al torrente sanguíneo convirtiéndose en glucosa en sangre, lo que a su vez provoca que el páncreas segregue insulina para contrarrestar y equilibrar ese exceso de azúcar en sangre. Esta, mezclada con esa glucosa genera grasa que se almacena mayormente en el perímetro abdominal y, peor aún, en nuestro laboratorio corporal —el hígado— que, con frecuencia, presenta alteraciones de las transaminasas, el colesterol y los triglicéridos. Ojo con esto, aunque seamos vegetarianos.

Esta es la razón por la que los mamíferos, en situaciones prolongadas de estrés, se hinchan y retienen líquidos. No es difícil observar entre la población los típicos abdómenes abultados incluso en gente delgada. Esto provoca que muchas veces las dietas se vuelvan ineficaces mientras no se elimine la causa que está originando ese excesivo estrés.

Otro problema añadido que se plantea cuando hay estrés y nuestro cuerpo necesita energía para salir de la situación es el modo de obtener esa energía que con tanta premura necesitamos.

En un experimento realizado con unos ratones, estos eran inducidos a experimentar primero unas condiciones favorables de vida y, después, una situación estresante para ellos. En los dos casos la alimentación propuesta era la misma: en uno de los platos se les ponía agua, en otro azúcar y en otro alimento normal. El resultado no dejó lugar a dudas. En una situación normal los ratones solo comían el alimento y bebían agua. Pero ante un nuevo ambiente de estrés se decantaban por el consumo abusivo de azúcar. Esto demuestra, como en el caso de los humanos cuando estamos sometidos a tensiones importantes, que nuestro organismo busca siempre energía rápida para poder afrontar esa determinada vivencia.

Lo normal es recurrir a formas de energía rápida como el café, el té, las bebidas gaseosas dulces como la cola, el alcohol, los dulces, el pan, la pasta, la bollería y, sobre todo, el chocolate (cuanto más negro mejor). Este posee una sustancia llamada teobromina (mucho más poderosa que la cafeína), que entra rápidamente en el torrente sanguíneo proporcionándonos la energía necesaria para seguir luchando. Cuando no abastecemos al cuerpo con esa energía suele ocurrir que terminamos padeciendo de extrema ansiedad que, aparentemente, se calma con la ingesta de estos productos. Esto es tremendamente negativo para nuestro organismo que poco a poco se va acidificando más y más. Esto traerá como consecuencia y, casi con toda seguridad, la aparición y desarrollo del famoso hongo *Candida albicans* que, en función de su lugar de asentamiento, acarreará incontables consecuencias negativas para nuestro organismo. Una vez se produce esto, tendremos tendencia a consumir productos que aumenten esa acidificación ya que nuestro cuerpo los demandará para aplacar la ansiedad que nos genera la situación, entrando en un bucle en el que poco a poco nos vamos deteriorando sin remedio.

Todo ello nos conduce a estar cansados, somnolientos y padecer frecuentes hipoglucemias que nos llevarán a comer más de la cuenta, además de mal. La ansiedad nos incita a comer y beber lo que no debemos, con lo cual engordamos. Como consecuencia no nos queremos porque a nadie le gusta tener sobrepeso, así que nos desvalorizamos física y mentalmente pues no vemos cómo salir del problema y nos pasamos todo el día dándole vueltas al asunto para tratar de resolverlo y poder llegar a relajarnos.

La otra forma de aplacar la ansiedad es a través del ejercicio físico intenso. Esto nos ayudará a quemar el exceso de adrenalina que se concentra en nuestro organismo. El problema viene cuando cada vez necesitamos hacer más ejercicio para llegar a ese punto de relajación necesario. Esto, a la larga, nos puede conducir a lesiones por estrés y ansiedad. Es común encontrarse al típico corredor que se tira un año preparándose para esa carrera de su vida y, justo una semana antes, se lesiona sin explicación alguna.

Las consecuencias finales de este estado nos producirán una pérdida importante de energía y eso nos ocasionará, a su vez, pensamientos obsesivos sobre cómo resolver el problema. La siguiente secuencia es de lo más común:

Proyectaremos todo esto hacia nosotros mismos y hacia los demás. En el siguiente capítulo veremos cómo los humanos convertimos algo invisible (como todo ese proceso) en algo físico, visible y doloroso. Al interiorizar sin darnos cuenta todas esas vivencias, transmutamos el dolor emocional que nos provoca el dolor físico y multitud de alteraciones orgánicas realmente insoportables.

CAPÍTULO 4

SOMATIZACIÓN DEL ESTRÉS EN EL CUERPO HUMANO. EFECTOS Y CONSECUENCIAS

Como seres vivos y vibrantes que somos, cuando estamos sometidos a experiencias y circunstancias vitales que nos sobrepasan nuestro organismo actúa de una determinada manera para poder sobrellevar esas situaciones lo mejor posible —aunque muchas veces esa actuación conlleve implícita una somatización emocional importante—. El ejemplo más palpable lo hallamos, como decía antes, en las unidades del dolor y en las alteraciones digestivas y nerviosas.

Esta interiorización y fijación de lo emocional en el cuerpo físico puede tomar caminos inesperados y provocarnos alteraciones cuya procedencia jamás hubiésemos imaginado. A nadie se le ocurriría pensar que una rebelde y dolorosa epicondilitis puede tener como origen el querer apartar a alguien o algo de nosotros; que un problema de rodilla se pueda deber a una desvalorización emocional de tipo deportivo; que un problema de anorexia se pueda deber a que no se digiere algo o a alguien de nuestro entorno más cercano generándonos esto una mala digestión emocional; o que una hernia discal pueda ser el resultado físico de un proceso de estrés mantenido por mucho tiempo. Así podría seguir enumerando multitud de problemas con los que cada día la gente acude a las consultas en busca de remedio y, a buen seguro les digo, que si no se soluciona la causa que origina el problema, mala solución tendrá.

En este capítulo voy a exponer una de las muchas relaciones que nos podemos encontrar cuando analizamos en profundidad las compensaciones que se generan de lo invisible, que es el estrés vivencial y cotidiano, a lo visible y palpable, que es el cuerpo físico, soporte y, por desgracia, manifestador de esas dolencias.

Para empezar a comprender mejor esta actuación debemos imaginar por un momento el cuerpo humano como si fuese un títere. Al mover una parte las demás partes unidas a ella también se moverán en función de la acción que se ejecute inicialmente. De esta manera, los tejidos corporales pueden realizar infinitud de movimientos y compensaciones entre sus zonas, de lo que resulta fácil deducir que cada una de ellas afectará a las más cercanas y, por ende, a todo el conjunto.

Como hemos visto, es importante pensar en el cuerpo humano como un todo en el que todas sus partes se hallan en relación constante: músculos, huesos, nervios, órganos, vísceras, sangre, linfa, líquido cefalorraquídeo, cerebro, células, etc. Todo en él se halla interrelacionado no solo a nivel físico, sino también a nivel mental, emocional y energético. Materia y energía se funden así en un hermoso y maravilloso baile animado por el pensar, sentir y actuar de cada día. Cuando padecemos estrés se rompe este equilibrio y empezamos a padecer sus consecuencias.

Dentro de los músculos que afectan y producen la movilidad de la ATM (articulación temporomandibular) cabe resaltar uno entre todos: el pterigoideo superior externo. Tiene una gran importancia en cuanto al papel que desempeña en los procesos de estrés, no solo a nivel biomecánico, sino también a nivel psicosomático como auténtico almacén de las emociones de la ira (no olvidar que la ira es un saco donde irán a depositarse, indefectiblemente, la pena, la rabia, la frustración, la impotencia y la cólera), así como del llanto no expresados.

Prueba de ello, y pueden preguntar a odontólogos y protésicos, es la auténtica legión de personas, incluso niños, que necesitan el uso de las famosas férulas de descarga para dormir con el fin de evitar los devastadores efectos secundarios del bruxismo —típica manifestación patológica provocada por el excesivo estrés—.

En esta sociedad el débil no tiene cabida y expresar sentimientos está mal visto. «Hay que ser fuertes», nos dicen. Entonces, tratamos de ser fuertes, de poder con todo y con todos. De esta manera, nuestro ego trata de no perder los papeles haciéndonos resistir más allá de lo que deberíamos, lo que nos lleva a un excesivo control y a construir una coraza a través de las tensiones musculares que impide que nuestras verdaderas emociones alcancen la superficie y puedan ser manifestadas de forma natural. Todo ello facilitará que, poco a poco, vayamos interiorizando esas tensiones que darán lugar a compensaciones como la que paso a explicar a continuación.

El pterigoideo superior externo tiene forma de cono y une los huesos esfenoides y maxilar inferior. Posee dos vientres entre los cuales transitan importantes estructuras vasculares y nerviosas que se ven comprometidas cuando el músculo se contractura. Cada vientre funciona independiente del otro. El haz superior se contrae en el cierre mandibular mientras que en el haz inferior habrá una contracción del vientre inferior. Los problemas de mala oclusión, así como las somatizaciones de tensiones extremas, llevan a provocar su contractura. Como consecuencia, se dan problemas serios en la ATM, ya que uno de sus haces se inserta en el disco interarticular y al retraerse puede sacar el cóndilo de la mandíbula generando chasquidos y disfunción en la articulación. El músculo, inervado por el nervio maxilar inferior (ganglio de Gasser y trigémino), realizará una contractura espontanea que podrá mantenerse en el tiempo si la causa del estrés persiste y no es corregida. Esto dará lugar a toda una cadena de adaptaciones que nuestro cuerpo irá realizando para adecuarse a la nueva postura adoptada como mecanismo de defensa para ir así amortiguando el dolor que en las sucesivas fases va tomando lugar. Nuestro sistema propioceptivo del equilibrio se verá afectado y ello dará lugar a la alteración de la línea de gravedad normal, lo que desencadenará que nuestro cuerpo tome excesivas tensiones en ciertos puntos que a la larga terminarán generando patologías importantes.

En primer lugar, y a causa de la contractura espasmódica que genera este músculo, veremos la compensación descendente que suele producirse de manera homolateral generando molestias y dolencias en el mismo lado del cuerpo. Resumiré a continuación algunas de las patologías más frecuentes provocadas por este hecho:

<u>**COMPENSACIÓN HOMOLATERAL DESCENDENTE**</u>

ESTRUCTURA AFECTADA	PATOLOGÍA MÁS FRECUENTE
Pterigoideo superior	- Problemas de ATM - Neuralgia del trigémino - Problemas intracraneales - Cefaleas
Rotadores cadera (piramidal)	- Síndrome del piramidal - Trocanteritis - Torsión pélvica - Rotación externa de la pierna - Pseudociática
Subluxación del astrágalo	- Esguince de tobillo - Luxación de las cabezas metatarsianas - Neuroma de Morton - Juanetes

COMPENSACIÓN ASCENDENTE HELICOIDAL

HASTA ATM OPUESTA

Tener lesionado el pie a causa de la compensación descendente genera una alteración del equilibrio propioceptivo y un cambio de apoyos, cuya compensación ascendente es la siguiente:

ESTRUCTURA AFECTADA	PATOLOGÍA MÁS FRECUENTE
Rodilla contraria al pie lesionado	- Ligamentos laterales - Problemas en el menisco interno - Inflamación y dolor en la rodilla
Rotadores cadera (piramidal)	- Síndrome del piramidal - Trocanteritis - Torsión pélvica - Rotación externa de la pierna - Pseudociática

Sacroilíaco	- Sacro en lateralización y torsión - Ilíaco anterior de un lado (falsa pierna larga) e ilíaco posterior del otro (falsa pierna corta)
L4-L5, L-5-S1	- Hernia discal - Estrechamiento del canal raquídeo - Ciáticas - Lumbociática - Lumbalgias - Adormecimiento - Falta de fuerza
L3	- Dolor en el trocánter - Dolor y pérdida de fuerza en la rodilla - Alteración de la línea de gravedad
L1-L2	- Pubalgias - Problemas de psoas y aductores - Dolor en la ingle al levantar la pierna

D12	- Dolor y bloqueo de los pilares del diafragma - Irradiado a la articulación sacroilíaca
D6	- Problemas y dolor epigástrico - Hernia de hiato - Mala digestión - Hinchazón
D4	- Dolor en el pecho - Arritmias; taquicardias - Zona que recibe tensiones de la ATM y de los malos apoyos plantares
C7-D1	- Cervicobraquialgias - Hernias discales cervicales - Epitrocleitis - Parestesias - Pérdidas de fuerza

Primera costilla	- Síndrome de la primera costilla provocado por contractura de los músculos escalenos (la fija afectando por compresión al ganglio estrellado generando múltiples patologías)
C5	- Hernia discal por compensación bruxista - Dolores de hombro - Epicondilitis - Bloqueo de las cúpulas diafragmáticas por atrapamiento del nervio frénico

OCC-C1-C2	- Tensión suboccipital
	- Mareos
	- Vértigos
	- Alteraciones de la vista, oído, ATM
	- Cefaleas
	- Migrañas
	- Patología del agujero rasgado posterior por torsión de C1

ATM	- Desajustes de la ATM
	- Bruxismo
	- Sinusitis por bloqueo y pérdida de movilidad en la sutura frontomaxilar por apretar demasiado la dentadura
	- Problemas de mala oclusión
	- Problemas de oído
	- Compensación en la zona suboccipital (dolor de nuca)
	- Rectificación de lordosis cervical por contractura del músculo largo del cuello

Además de esta secuencia también tienen lugar otra serie de acontecimientos como:

- Compresión de las estructuras vasculares y nerviosas en el agujero rasgado posterior (zona entre temporal y occipital) como la vena yugular y los nervios craneales IX, X y XI provocando múltiples patologías por la afectación de los mencionados nervios. La más llamativa es la provocada por el atrapamiento del nervio vago que traerá como consecuencia inmediata una pérdida de movilidad de las cúpulas diafragmáticas por anulación del trabajo del nervio frénico (C3-C4-C5), ya que este es un accesorio del vago. Esto provocará una bajada del peristaltismo que traerá como síntomas más llamativos nauseas matinales, digestiones lentas y pesadas, hinchazón abdominal y estreñimiento crónico.

- Bloqueo diafragmático en inferioridad (provoca dolor en zona lumbar alta a las pocas horas de acostarse y mejora al ponerse de pie) en su mayoría sobre la cúpula derecha que trae como consecuencia la pérdida del descenso fisiológico del hígado —de aproximadamente catorce centímetros con cada respiración—. Esto provoca la pérdida de su drenaje natural y que el hígado se vuelva graso; se elevan las transaminasas, los triglicé-

ridos y el colesterol (aunque se sea vegetariano).

-	El efecto *turgor* mantenido en el tiempo por la tensión diafragmática provoca la aparición de la hernia de hiato que genera la dilatación del ligamento gastroesofágico, la afectación del cardias y la salida de los ácidos estomacales a la base del esófago. Esto crea una inflamación conocida como esofagitis.

-	Lesiones en la zona de unión entre las vértebras y las costillas, sobre todo a nivel dorsal alto. La causa es la compresión de ramificaciones simpáticas y parasimpáticas que transcurren en la unión entre las apófisis transversas y su unión con las costillas. Estas pueden afectar a:

o	la apertura y cierre de los bronquios y las pupilas en el caso de la segunda costilla subluxada (vigilar en caso de asma).

o	la regulación de las secreciones de bronquios, nariz y ojos en el caso de la tercera.

o	el funcionamiento del ritmo cardíaco pudiendo producir taquicardias, bradicardias y arritmias en el caso de la cuarta.

- Torsión de la duramadre y de las membranas raquídeas por la lesión adaptativa generada por la compensación antes citada que traerá como consecuencia lesiones de diversa índole.

- Tensión del pericardio, lo que suele producir una tos seca que al levantarse suele mejorar. Por sus puntos de unión a múltiples lugares de anclaje en distintas partes del cuerpo, suele sufrir tremendas tensiones cuando la estructura se ve comprometida por todas las compensaciones que se van produciendo.

- Alteraciones tiroideas pues el tiroides es la glándula que nos hace ser más rápidos y capaces a la hora de reaccionar para resolver problemas en nuestra vida.

Lo expuesto anteriormente no es más que una de las diversas formas en que la somatización del estrés puede manifestarse y tomar asiento en el cuerpo humano. En función de nuestra psique y nuestra morfología corporal somatizaremos de una forma u otra. Lo que queda absolutamente claro es que lo haremos.

CAPÍTULO 5

UN CAPÍTULO ESPECIAL: EL DOLOR DE ESPALDA

En este capítulo he querido dar especial relevancia al dolor de espalda, una de las patologías más frecuentes y que más sufrimiento provoca al ser humano. Y es que, a buen seguro, podemos decir que tiene como causa principal el estrés.

Cuando comencé mi carrera profesional dentro del extenso mundo de las terapias manuales pensaba que el origen de la mayoría de los dolorosos problemas a los que se enfrentaban mis pacientes provenía fundamentalmente del cuerpo físico (concebido como el conjunto de órganos, vísceras, tejidos, linfa, músculos, nervios, etc. que lo forman). El resto, de las típicas tensiones que la misma vida trae consigo.

Aunque ya entonces consideraba el cuerpo de una manera integral donde cada elemento guarda relación indudable con los demás hasta constituir el todo y, a pesar de tener una visión holística a la hora de realizar los tratamientos correspondientes, pronto me vi sorprendido por peculiares situaciones en las que, a pesar de todos mis esfuerzos, solo conseguía solucionar los problemas de mis esperanzados pacientes durante apenas unos días, al cabo de los cuales volvían en busca de un nuevo tratamiento para tratar de obtener remedio paliativo a sus ya conocidos males.

Poco a poco mi inquietud iba en aumento al comprobar que, aun habiendo muchos casos solucionándose y sin que surgieran problemas ulteriores, me encontraba con otros, «los difíciles», que al acostarme me hacían rumiar con la almohada y pensar en el porqué. ¿Cuál era la razón de que, por ejemplo, una persona con una gran hernia discal y una considerable degeneración estructural reaccionase perfectamente al tratamiento y, sin embargo, otra sin apenas una ligera protrusión se quedase días enteros tirada en la cama sin poder moverse y retorciéndose de dolor, con la frágil esperanza de aliviarlo con gran cantidad de medicamentos y ni aun así consiguiese descansar de manera satisfactoria?

A la vista de situaciones tan preocupantes y después de profundas reflexiones sobre aquella realidad que llegó a obsesionarme, me pareció encontrar con acierto la respuesta a los interrogantes que generaban tales situaciones.

Dejando a un lado gran parte de los conocimientos acumulados durante años —de estudio y de práctica metódica constante— y el peso abrumador que suponían los dictados de la todopoderosa «diosa razón», decidí, contrariamente a mi vital naturaleza, quedarme quieto y *escuchar*. Sí, escuchar, ya que de una forma intuitiva y experimental llegué a la conclusión de que lo que estaba buscando no lo encontraría en los libros ni en las técnicas aprendidas, sino en algo muy simple y natural: la solución estaba en ellos mismos, en los pacientes.

Por lo tanto pensé que, si esas personas estaban padeciendo la dolencia, en ellas mismas había de radicar el remedio. La fórmula venía a ser una aplicación ontológica en nuestro tiempo de la clásica recomendación de «conócete a ti mismo». A raíz de tan elemental observación tuve la certeza de que la escucha era la única puerta de entrada para llegar al lugar al que yo deseaba llegar, que no era otro que descubrir el origen de los problemas.

El arte de la escucha, y digo arte, consiste no solo en oír lo que te cuentan sino también lo que no te cuentan o te revelan de forma solapada. Para lograr esto hay que vaciarse totalmente, dejar de ser uno mismo para que el otro pueda ser y manifestarse sin temor y, de esta forma, poder descubrir el verdadero contenido que viene envuelto en sus palabras, actitudes y gestos. Esto exige una escucha total donde nuestros sentidos han de ponerse al servicio de la persona creando un espacio donde el paciente tenga la confianza de abrirse y, junto con él, poder lograr el acceso a las causas que han llevado a su cuerpo a reaccionar de esa manera creando la así llamada «enfermedad». Al hacerlo, fui encontrando la relación entre las vivencias estresantes de las personas y cómo su cuerpo iba articulando toda esa tensión en forma de lesiones —las más de las veces comunes a la somatización de ese excesivo estrés—.

Es aquí donde cobran sentido expresiones tan populares como «me lo echo todo a la espalda», «me encuentro muy cargado», «me siento muy quemado», «me pone del hígado», «no lo puedo digerir», «tengo un nudo en la garganta» y tantas otras que de puro cotidianas, pueden pasar desapercibidas pero nos ofrecen, si sabemos escuchar, una información precisa sobre su auténtico estado interno.

De manera tristemente habitual, ante la pregunta «¿está usted en tensión, estresado o preocupado por algo o alguien?», oímos respuestas como «no tengo tiempo de nada», «necesito días de cuarenta horas, pero yo me encuentro bien» o «conduzco 20 000 kilómetros al mes, pero eso no me estresa porque me gusta mucho conducir» (la más grotesca de todas). Así podría enumerar cientos de casos.

Con esto comprobamos cómo sufrimos situaciones que nos llenan de tensión y, sin embargo, no las tomamos como tal y somos totalmente inconscientes del verdadero daño que estas nos ocasionan; es como quemarse en una hoguera y decir que huele a chamusquina cuando somos nosotros mismos los que estamos ardiendo.

Personalmente, me horroriza la palabra «enfermo». No considero que haya enfermos propiamente dichos, sino más bien personas en procesos vitales que en momentos determinados se olvidan de su *ser normal* y acaban somatizando o interiorizando en su estructura lo que acontece en el ámbito externo. Esto da como resultado tensiones, emociones reprimidas o mal procesadas, vivencias y pensamientos negativos que se repiten en nuestra vida una y otra vez produciendo un excesivo estrés que termina haciendo asiento en la estructura corporal de las más variadas formas y, lo que es peor, haciéndonos esclavos de una realidad que nosotros mismos creamos y que, con notoria ignorancia, damos por válida a todos los efectos porque en el fondo no sabemos qué está sucediendo.

Cuando ocurre este fenómeno ya de por sí desagradable, el cuerpo empieza a manifestar a través de una serie de síntomas más o menos graves que algo no va bien, que algo ha pasado. Inmediatamente tenemos que tomar medidas para efectuar un cambio sustancial en nuestra forma de vida con el fin de eliminar ese estrés que, de continuar con tal intensidad, irá generando males mayores en todos los órdenes: psíquico, cerebral, orgánico, energético, etc. Para ello, contamos con las herramientas más poderosas que posee todo ser humano y que son la imaginación, la visualización, la mente, los pensamientos, la voluntad y el sentir. ¿Se dan cuenta de que estamos constantemente creando realidad a través de estas herramientas?

El pasado lo recreamos recordando cómo fue o imaginando cómo podía haber sido de haber hecho algo distinto a lo que realmente hicimos; el futuro lo construimos en base a nuestras posibilidades actuales, fantaseando de nuevo cómo nos veremos en él de esta o aquella manera; mientras tanto el presente, por lo general, nos pasa desapercibido porque nunca estamos en él conscientemente, lo que provoca que de nuevo volvamos a pensarlo en vez de vivirlo.

Así, sin darnos cuenta, nos vamos llenando de tristeza, desilusión y pérdida de vitalidad porque no ocurre lo que queremos o, si ocurre y lo conseguimos, nos queda siempre la sensación de que nos falta algo y que por mucho que tengamos y que podamos obtener jamás lograremos conseguir la preciada plenitud que deseamos y que no es otra que *la vida*; esa vida de la que todo el mundo habla pero que realmente muy pocos disfrutan en términos conscientes ya que suele manifestarse en el más puro presente, en el infinito oculto en cada segundo de nuestra existencia. Por tanto, no es de extrañar que el cuerpo sufra alteraciones ya que como el resto del universo se encuentra funcionando en tiempo presente.

Ahora piensen acerca de lo siguiente. Por un lado, tenemos un cuerpo que en todo momento reclama nuestra atención al ser vehículo y recipiente de lo que en verdad somos y gracias al cual podemos llevar a cabo en este plano dimensional esta experiencia llamada vida. Por otro, una mente que tiene una doble virtud: una maravillosa de desapegado servicio cuando la usamos correctamente y otra de macabra utilidad cuando le concedemos nuestro poder y, además, le damos permiso y rienda suelta para que actúe sobre nosotros sin control de ningún tipo.

De esto último todos los lectores tienen sobrada experiencia. Un ejemplo a través de una pregunta: ¿cuántas horas de su vida han empleado en torturarse a sí mismos con pensamientos inadecuados y recreando en su imaginación situaciones negativas? Por no hablar de esas espantosas noches en las que es imposible pegar ojo y se retuercen de angustia en cada rincón de la cama mirando de reojo el despertador y comprobando, con auténtico horror, cómo van pasando las horas impidiendo su descanso porque, literalmente, son atacados por siniestros pensamientos de todo tipo —esos que debían servirles para crear y atraer el bien a su vida lo hacen, pero de forma contraria—.

Ahora bien, todo esto siempre puede cambiar si nosotros de verdad queremos. Reconectarnos a la vida es muy fácil. Solo debemos abrir la puerta al sentido común, hacer una toma de consciencia del momento presente y, desde ahí, cambiar nuestra realidad interior para que cambie también la realidad exterior y poder así eliminar ese proceso que solemos llamar «enfermedad».

En el capítulo anterior puse de manifiesto las lesiones primarias más frecuentes. No obstante, el sinfín de compensaciones secundarias que de esta lesión primaria se derivan es enorme y varía en función de la persona, el estrés que padezca, etc. Ciáticas, lumbociáticas, tortícolis, problemas digestivos, de ansiedad, todos los derivados de compresiones nerviosas, falta de movilidad del diafragma, vértigos, cefaleas, migrañas por torsión de la duramadre y muchas más, son también efectos secundarios de la somatización del estrés en nuestro cuerpo.

En todos estos años puedo decir que el noventa y cinco por ciento de todos los casos de hernias discales y dolores de columna que he tratado (exceptuando los provenientes de traumatismos, patologías viscerales y degenerativas), tienen su raíz en un fallo del sistema propioceptivo de equilibrio, sobre todo por problemas de la vista, oído, articulación temporomandibular y mala oclusión. Esto es muy fácil de comprobar en personas con problemas de lumbalgia o lumbociáticas donde simplemente corrigiendo la oclusión, la tensión mandibular con una férula de descarga o en su caso, la vista, desaparece el problema sin recibir más tratamiento.

Pero claro, ahora debemos hacernos la pregunta más importante que es la siguiente: ¿qué es lo que lleva a una persona a perder su sistema de equilibrio o propiocepción?

Los problemas de dolores de columna crónicos *leves* (los llamo así porque no son paralizantes) son molestos, pero nos permiten la actividad. Suelen provenir, además, de un estrés mantenido en la época más remota de nuestra infancia y la más importante desde el punto de vista propioceptivo, que no es otra que la etapa del *gateo*.

El gateo que realizamos de niños marcará nuestra futura forma de caminar puesto que el gateado es el caminado. Si realizo un buen proceso de gateo caminaré con unos buenos apoyos que me traerán una buena amortiguación. Esto hará que mi cuerpo no se estrese físicamente por el mero hecho de caminar o estar de pie —hay personas que apenas pueden estar de pie media hora quietos sin apoyarse en algún sitio y eso es porque su cuerpo está en desequilibrio—.

Piensen por un momento en un coche con los amortiguadores rotos. ¿Se imaginan qué ocurriría en los baches? Con el cuerpo pasa igual. Si no realizamos bien cada paso que damos, se amortigua indebidamente y toda esa tensión pasa a las zonas de compensación que son la zona pélvica en primer lugar y la cintura escapular en segundo lugar. Si ahí tampoco termina de compensarse, terminaría por afectar a la última posibilidad de compensación que sería la ATM. Si el problema es por esta causa se deben corregir las lesiones por medio de un tratamiento específico y luego mandar los ejercicios de gateo correspondientes para terminar con el problema.

Y ahora nos referiremos a los dolores insoportables que provocan inmovilidad absoluta. Aquí vamos a entrar en el apartado que más interés suscita por ser el más doloroso y el que más soluciones requiere.

A muy pocas personas se les ocurre pensar que todo acontece en el ámbito interno. Vivimos una vida donde existen tensiones de todo tipo que nos afectan en mayor o menor medida. El acúmulo de estas tensiones, sobre todo las de origen emocional, son las que previa somatización provocarán lesiones que terminarán por afectar a nuestro sistema corporal para que *paremos* de una vez y nos demos cuenta de que hay algo en nuestra vida que no funciona correctamente.

Después de ver este, por desgracia, tan frecuente proceso, llamo a la reflexión sobre un tema principal: ¿qué nos quiere contar la espalda a través del dolor que en ella se manifiesta? Y aquí tengo más preguntas curiosas: ¿por qué una persona con hernias discales importantes puede hacer una vida normal e incluso coger pesos sin sentir el más mínimo dolor y otra, perfectamente sana, se puede tirar varios días en la cama sin poder moverse a causa de los dolores, incluso tomando medicación? Esto nos lleva a la pregunta clave: ¿qué es lo que provoca el dolor? ¿Por qué el cuerpo genera un síntoma tan brutal como para hacernos parar en seco? Aquí ya entramos en el meollo de la cuestión.

El cerebro, que es un gerente extraordinario, no va a consentir que en situaciones estresantes el cuerpo sufra y, para evitar eso, desarrollará todos los mecanismos que crea necesarios para llamar nuestra atención y nos volvamos *conscientes* del proceso que en ese momento estemos atravesando. Para ello utilizará el dolor en toda su expresión así como cualquier otro síntoma que él estime conveniente y que tenga el poder suficiente como para detenernos, por ejemplo vértigos. Todo esto tiene como finalidad *parar* a la persona para que recapacite y cambie, a la vez que actúa como un mecanismo de protección para evitar males mayores.

Viendo esto, dejaremos de considerar el dolor como algo malo y comenzaremos a verlo como un sabio maestro que viene a indicarnos que no estamos viviendo de forma adecuada y que hay algo en nuestra vida que no va bien, dándonos la oportunidad de poder descubrirlo y así poder cambiar.

A nuestro cerebro no se le puede engañar fácilmente. Él, como buen gestor, sabe en todo momento lo que es adecuado o no para nosotros y se manifiesta en esa vocecilla interior a la que tan pocas veces hacemos caso.

Cuando vivimos una situación estresante o de mucha tensión suele ocurrir que no somos conscientes de que se está produciendo y esto hace que nos quememos sin saber por qué. Esto provoca la aparición de síntomas y patologías que, curiosamente, pocas veces relacionamos con esa tensión que consideramos normal. Así que, lo que hacemos es seguir y seguir, a lo que nuestro cuerpo reacciona creando esos cuadros ya conocidos (lumbalgias, ciáticas, vértigos, epicondilitis dolorosísimas, problemas de ansiedad y viscerales, etc.) que a la larga pueden degenerar en patologías más importantes.

Esas tensiones que sufrimos constantemente las vamos almacenando, además de en el cuerpo, en la tremenda ciénaga del subconsciente desde la que actúan por medio de la manifestación de pensamientos indeseables, cuya energía terminará actuando sobre el cuerpo físico generando todo un aluvión de sentimientos inadecuados (ira, miedo, pánico, culpas, resentimientos y un largo etcétera) que se manifestarán creando mucha angustia, ansiedad y, en el peor de los casos, profundas depresiones que impedirán el normal fluir de la vida.

Es decir, para nosotros es más fácil expresarnos diciendo «me duele muchísimo la espalda», «¡qué vida más siniestra llevo!», «siempre estoy en tensión», «nunca tengo tiempo para nada», «esta vida es una porquería» y cosas así. De esta manera manifestamos un dolor físico, con lo cual siempre hay algo o alguien a quien echar la culpa y no un dolor emocional del que seríamos absolutamente responsables. Y, claro está, esto es algo que el *ego* nos impide. Por eso preferimos el otro camino, pues aun siendo doloroso físicamente, lo es menos a nivel emocional.

Otro dato curioso es que las personas que padecen este tipo de problemas rara vez se encuentran viviendo en tiempo presente. Toda su vida se basa en el futuro, en qué ocurrirá mañana o dentro de un rato, lo que provoca que el cuerpo se estrese más todavía ya que el siempre, y digo siempre, se encuentra en tiempo presente —siente en presente y vive en presente—; de hecho es el presente mismo manifestándose aquí y ahora. De ahí que el cerebro, en su afán por que todo funcione perfectamente, envíe señales a través del cuerpo para que por fin pongamos la mente a nuestro servicio y logremos la total integración en cada momento —aquí y ahora— de cuerpo, mente y espíritu, lo que representa el estado natural del ser humano.

Entre los problemas que se pueden presentar en la espalda hay uno que merece una mención especial por la sintomatología tan dolorosa e incapacitante que produce: la inflamación o compresión del nervio ciático que puede producir pseudociáticas, lumbociáticas o ciáticas, siendo diferenciadas por la zona de compresión y su alcance.

Muchas son las causas que afectan a la columna vertebral y que pueden llevar al pinzamiento o a la inflamación del nervio ciático. El patrón común denominador cuando hay una compresión del nervio es la pérdida de fuerza y el adormecimiento, ya que cuando se presenta el dolor extremo siempre obedece a la suma de un factor hiperestresante, normalmente de tipo emocional y/o traumático. El nervio ciático puede atraparse o comprimirse en diferentes puntos de su trayecto, lo cual hará que la sintomatología varíe de un punto a otro. Por esto, daremos las claves para poder diferenciarlos.

En primer lugar, tendríamos la forma más leve, la pseudociática, que resultaría de una tensión excesiva en la musculatura de los rotadores externos de la cadera —especialmente del piramidal de la pelvis—, puesto que el nervio ciático suele quedarse atrapado con bastante frecuencia cuando este músculo se contractura. De este modo provoca el doloroso síndrome que toma su propio nombre y que es conocido como síndrome del piramidal.

En la pseudociática el nervio ciático se ve comprometido en su paso a través de los haces musculares del músculo piramidal de la pelvis provocando dolor que puede ir de moderado a severo, aunque rara vez es insoportable. Reacciona muy positivamente a los tratamientos de reequilibrio postural y relajación de los músculos pterigoideos superiores y su alcance no va más allá de la zona de la pantorrilla, quedando la mayor parte de las veces en la zona glútea media con irradiación hacia los isquiotibiales. En ningún caso llegaría hasta los dedos del pie.

También he podido comprobar cómo a veces la contractura mantenida de dicho músculo llega a provocar un dolor intenso en la zona del trocánter mayor. Esto no es de extrañar pues los rotadores tienen la fuerza necesaria para provocar el giro de la pierna en rotación externa que llevará a un mal apoyo por parte del pie y hará trabajar en exceso a la musculatura lateral de toda la pierna, terminando por generar un exceso de tensión en la zona del trocánter con inflamación y dolor. Esto mismo puede darse en algunas ocasiones después de determinadas operaciones donde se coloca al paciente bajo anestesia en posiciones que luego pueden generar esta problemática.

Es importante no olvidar nunca que, como ya hemos visto, el cuerpo es una unidad funcional donde todas sus partes están interconectadas y además unas influyen en las otras, a veces de forma definitiva. Sirva como ejemplo este mismo músculo. Si tomamos como punto fijo su origen en el reborde sacro, este llevará la pierna en rotación externa provocando lo anteriormente dicho. Pero si tomamos como punto fijo su inserción en el trocánter, provocará una lesión del sacro en lateralización y rotación, lo que afectará también directamente a la vértebra con la que se articula, la L5, ejerciendo sobre ella una influencia fatal. Esto es demostrable por las leyes de Fryette que muestran cómo se comportan biomecánicamente las diferentes vértebras en función de su posición —ya sea en flexión o extensión—.

En segundo lugar, nos encontraríamos con la lumbociática, patología que presenta como síntomas más destacados la suma del dolor del propio nervio ciático, así como una gran rigidez y dolor paralizante en la zona lumbar que las más de las veces es debido a un problema de mala oclusión, bruxismo o afecciones en la vista que repercuten negativamente en nuestro sistema propioceptivo.

La ciática propiamente dicha se produce principalmente por la inflamación del nervio ciático a causa de la compresión generada por la presencia del núcleo pulposo que, al extruirse y salirse del anillo fibroso del disco intervertebral, provoca su compresión y con el tiempo la así llamada hernia discal. En este caso, el dolor llega a manifestarse hasta los dedos, la planta del pie (falsas fascitis plantares por compresión de L5) y muchas veces la zona del tobillo. También se puede deber a otros factores como estenosis del canal raquídeo, aparición de un tumor en la zona, traumatismos directos por golpes o caídas y, en algunos casos, por causas absolutamente emocionales.

Me gustaría hacer referencia aquí a un caso excepcional que atrajo mucho mi atención. Durante años, en los interrogatorios previos al tratamiento, al preguntar por posibles causas de estrés los pacientes mencionaban en muchas ocasiones haber pasado por la pérdida o la preocupación desmedida por alguien cercano. Lo curioso era que el dolor insoportable se había producido al terminar esas fases de tanta tensión. Por lo tanto, no es tan raro encontrarse una fuerte ciática en alguien que acaba de superar un duelo vivido con una alta intensidad emocional por un ser —recuerden la facilidad que tenemos los humanos para trasformar un dolor emocional en uno físico—. Esto es así porque, aunque no lo parezca, es más fácil manejar un dolor físico que el sentir de una trágica situación, sobre todo si pervive en el tiempo. Como pueden observar, las causas pueden ser de lo más variadas pero el resultado es el mismo: dolor e incapacidad para la realización de una vida normal.

Les puedo asegurar que muchísimos de los casos que llegan a mi consulta con esta patología se presentan dentro del arquetipo de la persona estresada. En la charla que mantengo previa al tratamiento, frases como «usted ayúdeme, pues debo seguir trabajando», «apenas tengo tiempo para nada», «me haría falta que los días fuesen más largos», «la tensión forma parte de mí» suelen ser frecuentes. Podría continuar con otras muchas, pero a cada uno le sonará el asunto a su manera.

De lo que no me cabe duda es de la relación directa entre los dolores exacerbados y el estrés vital de modo que, si uno no cambia en su forma de procesar la vida, raro va a ser que pueda mejorar verdaderamente.

Otra forma de actuar que tiene el cuerpo es cambiar síntomas. He observado cómo personas que acudían a la consulta con lumbagos de repetición poco tiempo después de serles corregido el dolor por medio del tratamiento, presentaban otro síntoma molesto y curiosamente también incapacitante: los vértigos —no en pocas ocasiones, se lo aseguro—. Valga este curioso ejemplo:

acude a la consulta un hombre con lumbagos de repetición. Es tratado durante dos años con una frecuencia de una vez cada tres o cuatro meses. Poco a poco, se le va aconsejando que debe cuidarse pues de lo contrario puede terminar provocando un problema mayor ya sea de espalda o de otra índole. Como es natural, hace caso, pero omiso, por lo que un día se presenta con los tan temidos vértigos. Se le realiza el tratamiento para los mismos y con este y la medicación puesta por su médico el hombre sale adelante. Su único afán es trabajar y trabajar a todas horas en su empresa de doce empleados a los cuales también envía a la consulta para que se encuentren bien. Incluso les paga él mismo las consultas, por lo que estos están encantados pero también preocupados, ya que ven el esfuerzo enorme (sin necesidad, dicho sea de paso) que realiza. Así fue viviendo hasta que un día dejé de tener noticias suyas y de sus empleados. Ocho meses más tarde recibí una llamada suya diciéndome que le había dado un infarto y que había sobrevivido de milagro. Hago la siguiente reflexión: ¿no hubiese sido más fácil vivir de otra manera y haberse evitado ese desenlace? Hoy en día está jubilado, disfruta de la vida y curiosamente no le ha vuelto a doler la espalda.

Es hora de volver a confiar en nosotros mismos, en nuestra verdadera naturaleza y en nuestro auténtico potencial (nunca perdido, pero sí olvidado y entregado gratuitamente), con el fin de recuperar algo que nos pertenece por derecho propio, como es el bienestar integral.

Dejemos de dar importancia a lo externo y dirijamos este poder hacia nuestro interior para así alcanzar y recuperar la plenitud que de forma natural nos corresponde, a través del intento inflexible que todos por naturaleza poseemos y al que se llega creyendo que todo es posible.

CAPÍTULO 6

EL ESTRÉS Y EL MIEDO

Dicen que todos los miedos conducen solo a uno: el miedo a la muerte. Real o figurada, la muerte es uno de los asuntos que más hace reflexionar a todo ser humano. No es mi intención entrar a valorar el asunto del miedo desde un punto de vista mórbido, sino más bien desde un punto de vista físico, mental, emocional y energético. ¿Qué efectos provocan en mí las vivencias del miedo ya sean reales o imaginarias?

Está claro, como ya vimos en un capítulo anterior, el proceso fisiológico que como mamíferos ponemos en marcha cuando nos vemos inmersos en una situación de estrés o peligro. Y el miedo, no cabe duda, es uno de los estados que más nos pueden afectar. Tanto si somos conscientes como si no, es nuestro cuerpo el que manda en este sentido reaccionando como estima conveniente. Hago esta observación porque el diálogo cuerpo-mente, suele ser en ocasiones de lo más peculiar y puede no haber concordancia entre lo que el cuerpo siente y lo que la mente piensa.

En mi experiencia como osteópata he podido observar el miedo como un ente o energía abstracta que se fija somáticamente en las estructuras corporales —sobre todo en las fascias y zonas articulares—, causando bloqueos, parálisis, dolores o afecciones crónicas mantenidas en el tiempo y en lugares determinados de nuestro cuerpo. El miedo agota constriñendo la circulación de nuestros líquidos —sangre, linfa y líquido cefalorraquídeo—, impidiendo una buena oxigenación y drenaje de tóxicos, bajando la energía vital, asfixiándonos, provocándonos pensamientos obsesivos, debilitando nuestro sistema inmune a límites insospechados facilitando así la aparición de infecciones por virus, hongos o bacterias y llevándonos a una acidificación del organismo y a una alteración de nuestro sistema nervioso autónomo que ve como se dispara el predominio hacia la rama simpática.

He podido ver a muchas personas padeciendo verdaderas patologías a causa del estrés. Curiosamente, ante la pregunta «¿está usted pasando o ha pasado por algún proceso de tensión o de estrés excesivos?», sus respuestas fueron «todo me va muy bien, yo no tengo estrés ninguno». A lo que yo les replicaba con alguna pregunta lacónica como «¿entonces, por qué tiene hernia de hiato, problemas viscerales y de mala digestión?; ¿por qué padece bruxismo?; ¿por qué padece insomnio y descansa mal?; ¿por qué tiene la tensión alta?; ¿por qué padece un exceso de glucosa en sangre?; ¿por qué padece de ansiedad?; ¿por qué si usted está tan bien y no tiene problemas, padece de este sin fin de patologías?». Y así podría seguir con muchas más preguntas que en el fondo no son más que afirmaciones de hechos comprobables.

Esto demuestra la falta de percepción y conciencia acerca de cómo nos dañan ciertas situaciones, y eso es porque en el fondo no llegamos a creernos que esto nos pueda afectar hasta ese punto y que no haya relación alguna entre nuestra grotesca forma de vida y las enfermedades derivadas del estrés que esta nos provoca.

No es fácil poner palabras a lo que es el miedo ya que es algo muy subjetivo. Lo que a alguien le produce pavor, a otro le puede parecer una tontería sin importancia. Así que mejor hablar de qué sentimos cuando experimentamos el miedo en nuestro propio cuerpo. Pero antes, observemos los dos tipos de miedo: el racional y el irracional.

Existe un miedo racional, instintivo, que nos hace reaccionar adecuadamente en determinadas situaciones. En este caso sabemos a qué o a quién tememos —son cosas o hechos constatables en el ámbito de la racionalidad—. El problema viene con el miedo irracional, excesivo e incontrolable que experimentamos sin realmente saber de dónde procede y que nos puede a llevar a generar pánico y terror, provocándonos una total paralización de cualquier reacción que pudiésemos poner en marcha. Todas las fobias de origen desconocido que se suelen padecer así lo demuestran, aunque detrás de ellas siempre hay gato encerrado. Las más de las veces son experiencias traumáticas vividas en un pasado más o menos cercano (a veces incluso provenientes de vidas anteriores) del que no tenemos consciencia en el presente. El síntoma no es más que el efecto de que algo está sin solucionar.

Muchos son los casos de personas que recurren a regresiones conscientes para tratar de solucionar algunos de estos miedos. A través de la terapia llegan justo al punto donde se produjo el hecho traumático que posteriormente originó el padecimiento de esa determinada fobia. Esto les hace revivir de nuevo la experiencia, lo que da luz y consciencia al asunto facilitando de esta manera la liberación del trauma. Pondré un ejemplo:

> *un amigo siempre padeció de una importante claustrofobia y era incapaz de permanecer cerrado en cualquier lugar. Después de probar todo tipo de terapias y tratamientos que le resultaron ineficaces, decidió realizar una terapia de regresión consciente. Para su sorpresa, y en el transcurso de esta, vio cómo en su anterior vida fue dado por muerto y enterrado. Sin embargo, al cabo de unas horas revivió inexplicablemente y halló su muerte por asfixia dentro del ataúd. Después de la terapia, se recuperó completamente de su claustrofobia.*

Ya ven como toda la somatización experimentada por su cuerpo y las reacciones que tenía cada vez que se encontraba experimentando situaciones similares no eran más que indicadores de que había algo por resolver. Esto ocurre en más casos de los que imaginamos —enfermedades o dolencias que ejercen de verdaderos maestros de vida y que, al prestarles la debida escucha y atención, revelan el motivo de su existencia—. En innumerables ocasiones he visto adelgazar a una persona y recuperar su salud después de salir de una mala relación —¿de qué se estaba defendiendo en dicha relación?—, o a una persona mejorar de malas digestiones crónicas por un simple cambio de trabajo —¿estaba a gusto en él?— o desaparecer un dolor crónico e insoportable de cadera después de salir de una situación de estrés mantenido por mucho tiempo —¿qué era eso que no se podía soportar más?—. La lista es interminable.

La imaginación, la mente, los pensamientos y la carga de energía que se acumula en algunas zonas corporales debida a emociones somatizadas juegan un papel decisivo en la vivencia del miedo. Para tener miedo de algo o de alguien, primero hay que tener algún pensamiento que nos evoque aquello que tememos. Esto hace que se ponga en marcha en nuestro cuerpo el sistema de alarma que nos preparará para reaccionar ante esa determinada situación. Aquí cabe recordar que para nuestro cerebro no hay diferencia entre lo que sucede en la realidad y lo que creamos en nuestra imaginación. Cuántas veces imaginamos y creamos en nuestro interior escenas inexistentes que en la mayoría de los casos no llegan a materializarse. Vivimos creando futuros negativos donde anticipamos desgracias que no existen realmente, pero que por nuestro miedo terminan generándonos todo tipo de pensamientos y sentires angustiosos haciendo de nuestra vida un doloroso penal alimentado por nosotros mismos.

El ego, los apegos, una mente incontrolada, la ausencia de vivir el presente con presencia consciente, aceptar todo lo que viene de fuera como válido, impregnarse del miedo y del pánico colectivos, los temores infundados, la falta de discernimiento, no saber quiénes somos realmente y la falta de amor por uno mismo y por los demás son algunas de las causas más comunes por las que experimentamos los miedos más básicos y cotidianos.

El sentir o tener miedo sin que haya ocurrido algo previo siempre va a obedecer a esa somatización inconsciente. La comprensión de que todo lo que hacemos, pensamos y sentimos tiene un reflejo en nuestra estructura corporal es básico para poder hacer consciente infinitud de procesos. Y esto nos llevará a buen seguro a vivir de manera diferente, con menos miedos y enfermedades.

CAPÍTULO 7

EL CEREBRO, LA IMAGINACIÓN, LA VISUALIZACIÓN CREADORA, LA MENTE, LOS PENSAMIENTOS, LA VOLUNTAD Y EL SENTIR

Durante estos más de treinta años de práctica profesional he tenido la oportunidad de poder escuchar y tratar a muchas personas afligidas por múltiples problemas. Lo que voy a relatar a continuación es fruto de la observación de esas experiencias y vivencias enriquecedoras que aquellas consultas me proporcionaron.

Todo ser humano posee un inconmensurable poder que pocas veces es usado adecuadamente. Ese no es otro que el de crear la realidad con cada pensamiento —lo hacemos constantemente—. Pensamiento a pensamiento construimos el mundo que percibimos y la idea de quiénes somos dentro de ese mundo.

En los primeros meses de vida de un bebé podemos observar cómo mira el mundo que le rodea. Nunca tiene una mirada hierática, sino más bien todo lo contrario —observa dinámicamente, mira, sonríe, ve cómo ese mundo invisible danza a su alrededor y de algún modo puede verlo y percibirlo directamente—. Luego, con el paso del tiempo, deja de ver así y empieza a focalizar y crear este mundo de objetos tal y como lo conocemos, ya que para entonces ha aprendido a nombrar y a encasillar cada una de las imágenes y objetos que percibe.

¿Se han parado a pensar alguna vez cómo nos enseñan a crear el mundo material que ahora percibimos? Porque este mundo primero es energía y luego materia. Desde que nacemos somos bombardeados literalmente con la repetición sistemática de qué es cada cosa, cada imagen, quién es cada persona que aparece: «Mira, este es papá. Esta es mamá. Eso es mesa y eso es agua». Y así el resto. Son millones y millones de repeticiones que terminan por acondicionar nuestra percepción a la modalidad de la época que nos toque vivir y que conllevará la creación de nuestra realidad y la del mundo que percibimos.

Hubo un sabio hindú, Nysargadatta Maharaj, que dijo esta curiosa frase: «Todo ser un humano se crea un espacio y un tiempo, el que él desea, al cual atribuye unas reglas y unas leyes, las que él pone que, para su desgracia, se cumplen siempre».

La antigua sabiduría encontrada hace miles de años en los antiguos textos de la filosofía hindú advaita (probablemente la más conocida de las doctrinas vedanta), habla de unidad total y no de dualidad. Todo en el universo es la misma cosa, el ser inmutable y eterno. En iguales términos estaría la física cuántica en estos momentos demostrando científicamente que vivimos en un universo conectado donde cada parte es la totalidad y la totalidad es cada parte, como se puede ver en el documental de Nassim Haramein, *El universo conectado*.

Ahora bien, ¿cómo funcionamos? Nuestro poder creador es absoluto. De hecho, no hacemos otra cosa que crear, tanto individual como colectivamente. Para ello usamos nuestras herramientas más poderosas; herramientas que todos poseemos porque son algo inherente al ser humano. Estas son:

- El cerebro.

- La imaginación.

- La visualización creadora.

- La mente.

- Los pensamientos.

- La voluntad.

- El sentir.

El cerebro

El cerebro se puede considerar como un ordenador biológico que se encarga de ejecutar a la perfección las órdenes y programas que le introducimos a través de nuestros pensamientos para, en base a ello, crear la realidad que luego percibimos.

La imaginación

La imaginación es la herramienta más poderosa que tiene el ser humano —es como la paleta del pintor donde se encuentran todos los colores y materiales posibles para pintar el cuadro deseado—. La usamos constantemente creando imágenes acerca de tal o cual tema, de cómo está ahora o estaba ayer, o de cómo estará si me proyecto a la creación de algún futuro virtual. El pensamiento y la imaginación son libres —siempre puedo pensar o imaginar lo que yo quiera—.

La visualización creadora

La visualización es la forma en la que concretamos los colores y los materiales que la infinita imaginación nos ofrece para ir pintando el cuadro de la nueva realidad deseada.

En la imaginación tengo el abanico infinito de posibilidades de creación y con la visualización concreto y pinto de la mejor manera posible para obtener una buena obra, ya que esa obra es con la que luego tengo que convivir. De ahí la enorme importancia que tiene ser plenamente conscientes en este punto.

La mente

La mente es el vehículo que programa el cerebro. Ahora bien, presenta una dicotomía importante y es que ella programa el cerebro tanto en base a los pensamientos que nosotros pongamos como a los que llegan de fuera y damos por válidos, pues estos también lo programan. Como vemos es la encargada de programar nuestro cerebro tanto si el programa es nuestro y manejado por nosotros, como si no.

Si somos conscientes y la usamos adecuadamente será nuestra herramienta perfecta —nuestra esclava más fiel—. De no ser así, ella devendrá y se convertirá en nuestra ama y gobernará nuestra existencia.

Los pensamientos

Los pensamientos representan el *programa* que más adelante el cerebro se encargará de convertir en realidad. A la hora de realizar dicho programa debemos estar muy atentos a la configuración de este, ya que cada matiz es importante: contenido, tiempo verbal en el que nos expresemos e imágenes que apliquemos. Cuanto más y mejor precisemos, mejor será el programa.

El pensamiento es energía que llega a todo y a todos —ni uno solo de nuestros pensamientos es inocuo y va a saco roto—. Todos tienen el poder de la intención que llevan implícita. La atención será el dispositivo que lance la energía contenida en los pensamientos para la creación de la realidad.

Si somos los creadores del programa de nuestra vida, no podemos permitir que otro que no sea el deseado y creado por nosotros pueda instalarse en nuestro interior. El ordenador es nuestro y tenemos el deber de programarlo adecuadamente para alcanzar una vida plena y llevar a cabo la misión de nuestra alma, aquella que cada uno haya venido a desarrollar.

La voluntad

A través de la voluntad mantendremos el intento inflexible necesario para evitar que los pensamientos e influencias externas puedan hacernos caer en los viejos patrones de conducta. Nos dará la fuerza necesaria para llevar a cabo con éxito todo aquello que necesitemos conseguir.

La voluntad irá unida a nuestra capacidad de poner nuestra atención plena en aquello en lo que nos proyectemos. Nuestra atención es la clave para el desarrollo de nuestras máximas capacidades, pues aquello en lo que nos enfoquemos —sea lo que sea— crecerá, aumentará y se materializará.

El sentir

Esta es la piedra filosofal que logra la transmutación de que algo intangible como es un pensamiento y su visualización interior, llegue a convertirse en la realidad que luego obtenemos y percibimos en nuestras vidas. Sentir lo creado dentro de mí como ya conseguido es lo que crea y fija la realidad para que pueda expresarse en el plano físico.

A estas herramientas inherentes a todo ser humano vamos a añadir nuestro instinto, intuición y telepatía, como elementos de percepción y orientación que nos ayudarán a discernir qué es lo más adecuado para nosotros en cada momento.

Cuando una persona se encuentra abrumada por un suceso traumático o por un problema que *a priori* cree irresoluble el estrés, la desesperanza y la desilusión se instalan en su vida. Cada día es largo y agotador ya que, consciente e inconscientemente, tratamos de hallar solución o consuelo a la situación que estemos pasando.

Llegados a este punto es donde nuestro organismo comienza a resentirse y es en este momento cuando debemos estar más conscientes que nunca para detectar pronto el problema y evitar que vaya a más.

Ahora bien, antes de seguir adelante debemos darnos cuenta de cómo hemos estado funcionando hasta este momento. Es muy importante tener claro dos cosas. La primera, saber cómo nos hemos estado programando en nuestra vida hasta este momento y qué es lo que hemos obtenido de ello; necesitamos hacer una recapitulación para saber qué hemos estado haciendo mal con el fin de poder corregirlo. Y la segunda, saber con toda certeza que las mismas herramientas que hemos sabido usar perfectamente para hacerlo mal son las mismas que nos llevarán, si las usamos adecuadamente, a obtener el cambio y conseguir crear el bien deseado para nuestra vida.

Veamos primero cómo el ser humano usa estas poderosas herramientas de forma inadecuada. Para enunciarlo vale cualquier ejemplo que, por desgracia, genere enormes cantidades de estrés, siendo tremendamente cotidiano que esto ocurra en épocas de crisis. Desde este punto es desde donde quiero comenzar, ya que son muchas las personas que he tratado de múltiples dolencias encontrándose en este tipo de situaciones. El patrón o forma de programarse es básicamente el mismo en todos los casos.

El ser humano posee un cerebro que es un ordenador biológico. Este se programa con todos y cada uno de los pensamientos que tenemos, ya sea que lleguen de fuera o porque los pongamos nosotros. Lo importante es saber que nuestro cerebro crea la realidad en base a ellos. Este programa (pensamientos) es introducido en nuestro ordenador (cerebro) de forma consciente y, las más de las veces inconsciente, por nuestra mente. Todo lo crea la mente que en la forma consciente trabaja a nuestro servicio por medio de nuestra voluntad y, en la forma inconsciente, somos nosotros los que trabajamos para ella mecánicamente.

En ambos casos nuestro ordenador cerebral crea y lleva a cabo el programa que se le instala, y este va a depender de en qué proyectemos nuestra atención. Aquí cabe una sencilla pregunta: ¿soy consciente de dónde pongo mi atención siempre? La respuesta está clara.

Pero ¿cómo se concreta el proceso? Primero partimos de la imaginación infinita como decíamos antes —todas las posibilidades acerca de lo que podemos pensar se encuentran ahí, a nuestra disposición—. Cuando tenemos un pensamiento comenzamos automáticamente a visualizar, esto es, a generar una imagen acerca de lo que estamos pensando. Esto nos provoca un sentimiento físico determinado por el colorido del pensamiento en cuestión. A su vez, este sentir nos genera una emoción (*e-moción = energía en movimiento*) que, según sea, determinará nuestra forma de expresión.

Cuando específico la palabra «emoción» como *e-moción = energía en movimiento*, quiero referirme explícitamente a qué energía se mueve con cada distinta emoción. ¿Qué mueve en mí la energía del amor, la tristeza, el enfado, el miedo o cualquier otra? Esa es una de las claves del autoconocimiento, puesto que cada una de ellas comportará una actuación diferente por parte de nuestro cuerpo. El amor y la alegría son expansivas y relajantes. La vibración sale de nuestro núcleo alcanzando la superficie sin problemas, lo que nos permite expresarnos e interactuar libremente con nosotros mismos y con los demás. Esto genera mucha energía fluyendo, así como la manifestación de pensamientos y sentimientos adecuados y positivos para nuestra vida. Podríamos decir que nos realimentamos en el bien constantemente.

Por el contrario, el enfado, el miedo o la tristeza son constrictivas. La musculatura se contractura y se bloquea en muchos puntos impidiendo que la vibración naciente en el núcleo llegue a alcanzar la superficie, lo que traerá como consecuencia bloqueos en la expresión verbal y corporal, así como pérdida de energía y vitalidad.

Antes de seguir quiero hacer una observación muy importante: para lograr una reprogramación efectiva debemos estar siempre relajados o, lo que es lo mismo, encontrarnos bajo un predominio vagal. De lo contrario, la misma situación estresante nos provocará estar en un circuito cerrado con el estado simpático alterado, lo que nos conduce a tener ideas y pensamientos obsesivos acerca de cómo salir o resolver el problema.

Hay dos momentos durante el día que podemos aprovechar de forma natural para reprogramarnos adecuadamente, amén de que luego podamos hacerlo voluntariamente a través de ejercicios de respiración en otros momentos: al quedarnos dormidos y al despertarnos. Esos minutos que transcurren son de vital importancia porque muchas veces es justo ahí donde nos programamos inconscientemente. Se sabe que en esos momentos nuestro cerebro se encuentra vibrando en ondas alfa, claro indicio de relajación vagotónica —estado ideal para grabar nueva información en nuestro cerebro—.

Y ahora la pregunta sería qué pensamientos puede tener una persona estresada al quedarse dormida o al despertarse al día siguiente cuando en su cabeza solo hay un objetivo vital. Imagínense, pues a todos en alguna ocasión nos ha ocurrido.

El tiempo que deberíamos utilizar para programarnos adecuadamente si fuésemos conscientes de cómo funcionamos, lo usamos inconscientemente justo para todo lo contrario, visualizando, creando y sintiendo en el cuerpo la angustia que la propia situación genera. De aquí es fácil deducir que aparezcan los siguientes síntomas nocturnos:

- Dificultad para conciliar el sueño.

- Mal descanso y poca calidad del mismo.

- Bruxismo (pregunten a sus dentistas cuántas férulas de descarga están poniendo en la actualidad).

- Sueños perturbadores, pesadillas, ansiedad.

- Dolores de espalda producidos por el exceso de tensión en los diafragmas corporales, sobre todo en el cuello y a la altura de los pilares posteriores del diafragma que después de pocas horas acostado se tornan insoportables obligándonos a levantarnos, ya que al hacerlo mejoramos.

- Síndrome de piernas inquietas y calambres musculares.

Como vemos, todo el ser trabaja para tratar de conseguir solucionar el problema y, lo que consigue realmente es agotarse y desesperarse porque realmente está programando —sin saberlo—, todo el miedo y desasosiego que vive interiormente. Se acuesta así y al despertarse sigue con lo mismo, viviendo y reviviendo la angustia que le produce el no encontrar solución. Vuelta a la calle con el miedo a no conseguir el objetivo deseado, lo que hace que tome cruda realidad el ya conocido programa de «esto es muy difícil, por no decir imposible».

Una vez visto y comprobado cómo nosotros mismos con ayuda de nuestras maravillosas e infalibles herramientas nos provocamos el mal que posteriormente recibimos, podemos avanzar hacia el cambio deseado. Es muy importante hacer una recapitulación de cómo hemos estado funcionando hasta este momento porque esto nos dará la oportunidad de poder cambiarlo.

Ahora que sabemos que poseemos las herramientas necesarias para poder programarnos de nuevo, y además sabemos con certeza que podemos hacerlo puesto que ya lo estábamos haciendo, pero de manera inadecuada, vamos a poner en marcha lo necesario para llevarlo a cabo. Pongo este simple ejemplo:

tengo un cuchillo con la hoja muy bien afilada. Si lo uso adecuada y conscientemente cortaré todo de manera óptima. Eso es porque la herramienta de corte y el que la usa funcionan bien. Ahora bien, si le doy la vuelta a la hoja de ese mismo cuchillo y trato de cortar algo va a resultar inútil todo esfuerzo y gasto de energía, además de que lo más probable es que el que se acabe cortando sea yo por su mal uso. En ambos casos la herramienta es la misma y el que la usa también. Lo único que varía es la forma en la que es utilizada —en el primer caso se usa mal y de manera peligrosa, con desconocimiento e inconsciencia y, en el segundo, se usa bien, de forma segura, con el conocimiento y la conciencia adecuados de lo que se está haciendo—.

En base a esto, es hora de comenzar a creer que todo es posible *siempre*, ya que poseemos las herramientas y las capacidades necesarias para lograr que sea así.

CAPÍTULO 8

EL ARQUITECTO INTERIOR; LA CONSTRUCCIÓN DEL NUEVO PROGRAMA. PREMISAS PARA EL CAMBIO

Cuando se acepta el malestar como forma de vida —quejas continuas, sufrimiento constante, culpas, dudas, miedos, autoenjuiciamientos, resentimientos, pensamientos negativos constantes, tristeza, no ver nunca salida—, lo normal es que terminemos viniéndonos abajo y nos desvaloricemos. Al no conseguir salir de esta situación generaremos mucha ira, rabia, apatía y enfados permanentes. Esta tremenda frustración nos hace huir de la realidad. Viviremos visualizando futuros que no existen y pasados en los que ya nada podemos hacer excepto aprender de ellos. Esto nos lleva a una ansiedad constante por querer cambiar nuestro estado y a la depresión por no poder conseguirlo que en muchos casos nos conducirá incluso al uso de cualquier sustancia o actividad que nos ayude a aliviar toda esa carga.

Una vez nos vamos volviendo más conscientes de nosotros mismos, nos damos cuenta de qué manera estábamos funcionando. Esto nos da la oportunidad de poder poner en marcha los mecanismos para poder cambiar.

Premisas y mecanismos para el cambio.

- Parar y tomar tiempo para reconsiderar cómo está la situación.

- No tener miedo ni preocupación, ya que de hacerlo serán las formas de rezar por lo que no queremos, atrayéndolo a nuestra vida.

- No rechazar nunca nuestra propia personalidad.

- No enjuiciarse, no sentirse culpable y, ante todo, no dudar.

- El cambio empieza en nosotros. No buscar la salvación en el mundo exterior. Tener confianza total en uno mismo y en las propias capacidades.

- Tener el poder de pensar siempre en lo que nosotros queramos.

- Recordar que el potencial inconmensurable que posee el humano es ilimitado.

- Todo es energía y nosotros somos esa energía. Por lo tanto, siempre podemos cambiar lo que deseemos.

- Saber que el cambio es posible, aunque *a priori* nos cueste creerlo. El cambio no es una cuestión de creer o no, es una cuestión de acción; si lo hacemos, lo obtenemos.

- Reflexionar acerca de los pensamientos. ¿Todo lo que pensamos es nuestro?

- Saber cómo perdemos y ganamos energía. Los ladrones de energía.

- Pensar, sentir y actuar en la misma dirección y sin fisuras.

- Hacer una recapitulación (en el próximo capítulo, introduciré un formulario de preguntas y respuestas en este sentido) que nos permita ver qué estábamos haciendo con nuestra vida hasta ese momento.

- Poner en marcha el arquitecto interior para el diseño de un nuevo programa que nos permita crear en nuestra vida todo aquello que necesitamos.

- Elaborar el nuevo programa (condiciones).

- Preparar el ordenador para poderlo programar (ondas alfa).

- Introducir el programa (modo de hacerlo).

- La nueva vida.

Los pensamientos merecen ser objeto de estudio y observación pues sus contenidos y expresiones son la base del programa que luego es expresado por nuestro cerebro en forma de realidad. ¿Creen que todo lo que pensamos es nuestro? Habrá una gran mayoría que seguramente conteste que sí, pero la realidad es bien distinta. Para darnos cuenta de que es así, basta este simple ejemplo:

les voy a pedir que ahora pongan este sencillo pensamiento en su mente: estoy leyendo estas líneas ahora mismo. Bien, este pensamiento lo acaban de poner ustedes mismos, creado por ustedes, sin fisuras, en acción directa, expresado en el tiempo verbal correcto y, lo más importante, con plena consciencia. Y ahora con honestidad absoluta contesten a esta pregunta: ¿cuántos pensamientos han creado hoy como este, con plena atención? Si son honestos verán que no muchos. Son muchísimos más los que hemos pensado en base a lo que nos llega de fuera y que tomamos como nuestros, lo cual representa un serio problema porque tanto unos como otros programan por igual nuestro ordenador cerebral. Esto hará, como ya sabemos, que creemos esa realidad que ha sido programada.

Según datos obtenidos por la neurofisiología, el ser humano tiene una media de sesenta mil pensamientos diarios en condiciones normales, una cifra que, con estrés, puede verse aumentada considerablemente.

De esos sesenta mil que *llegan* a nuestro cerebro, apenas ponemos unos pocos de ellos con consciencia plena, y eso con un poco de suerte.

Esto invita a una simple reflexión: si los pensamientos son el programa de nuestro cerebro y este crea la realidad de nuestra vida en base a ellos, ¿qué vida estamos viviendo? Contéstense ustedes mismos. ¿Llevan ustedes la vida que quieren llevar o anhelan una vida diferente y mejor?

El no tener pensamientos adecuados en la vida provoca una pérdida de energía constante, lo que conduce a una desvitalización generalizada que luego repercutirá en la vida a todos los niveles. Es importante recuperar la energía vital si se ha perdido. Ahora vamos a ver quiénes son los ladrones de energía más frecuentes y cómo perdemos nuestra energía vital.

Ladrones de energía. Causas más frecuentes de pérdida de energía.

- Contaminación telúrica o medioambiental.

- Una mala alimentación y el consumo de sustancias tóxicas.

- Personas que, por su forma de ser, agotan a los demás.

- Personas que se quejan por todo permanentemente, incluso si es uno mismo.

- Ir dejando cosas sin hacer.

- No permitirse descansar y recuperarse convenientemente.

- La desorganización en nuestra vida.

- Permitir que los malos pensamientos acerca de lo que sea persistan sin medida.

- No poner límites a nada ni a nadie.

- Sobrecargarse con tareas innecesariamente.

- Padecer dolores fuertes.

- Temer los fracasos y los miedos.

- Compararse con algo o con alguien.

- Apegarse.

- Conflictuar siempre con uno mismo y con los demás.

- No estar conforme con nuestra vida.

- Sentirse culpable y pecador.

- Enjuiciarse y enjuiciar a los demás —se genera un vínculo con aquello que se enjuicia—.

- Buscar constantemente soluciones en el mundo exterior.

- Tratar de arreglar todo fuera. Proyectarse en el exterior para tratar de arreglar nuestro interior.

- La excesiva racionalización de las cosas.

- Tener el pensamiento limitado y nuestra atención puesta en lo que no se debe.

- Ver y vivir la vida como algo complejo y difícil.

- Entidades energéticas adheridas a nuestro campo energético.

Todo esto conlleva pérdidas considerables de energía. Ahora veremos cómo la ganamos.

Mecanismos para ganar energía.

- Darse cuenta de nuestro poder y capacidad para revertir cualquier situación.

- Confiar en uno mismo.

- Hacerse cargo de lo que pensamos y crear nosotros mismos nuestros pensamientos.

- Lo que pensamos ahora se convierte en la realidad que mañana recibiremos. Este es el poder del pensamiento en acción.

- Desapegarnos.

- Ejecutar el método P.A.O.S.: perdono, acepto, olvido y sigo libre sin cargas.

- No enjuiciar a nadie —nunca sabemos los motivos del otro—.

- No sentirse culpable ni pecador. Aquí venimos a tener experiencias de todo tipo: buenas, malas y regulares. El ser se nutre de todas y cada una de ellas.

- Vivir sin miedo.

- Una buena alimentación y ejercicio físico adecuado.

- Tener siempre pensamientos buenos y adecuados.

- Poner nuestra atención en aquello que deseamos que aumente en nuestra vida.

- Vivir la vida como algo fácil y sencillo.

- Ayudar siempre que se pueda a los demás en la forma que sea.

- Caminar descalzos unos minutos cada día por hierba, tierra o arena.

- Saber que somos lo que pensamos y sentimos en nuestro corazón.

Hasta aquí hemos visto como muchas veces y, sin darnos cuenta, nos vamos precipitando nosotros solos en toda la problemática que acontece cuando no somos conscientes en nuestras vidas.

Llegados a este punto muchos de ustedes estarán dándoles vueltas a un sinfín de situaciones y sucesos, a la vez que una pregunta ya les rondará en su mente: ¿podré yo realmente cambiar mi vida cambiando mi programa mental? La respuesta es *sí, siempre*. Puesto que yo mismo soy el creador, puedo cambiar creando y haciendo realidad todo lo que yo desee.

Ahora, al haber llegado a este punto de reflexión y haber descubierto cómo funcionamos, así como los resultados derivados de ese funcionamiento, ha llegado el momento, si así lo desean, de cambiar sus vidas. Es hora de recuperar el ilimitado potencial que mora en nosotros mismos cuando pensamos, actuamos y sentimos en armonía, sin fisuras y con la confianza de saber que es así. Una forma rápida de comprobarlo es escribir un breve diario durante una semana y luego comprobar si lo que en él reflejamos coincide, curiosamente, con todo lo que nos está aconteciendo en la vida a todos los niveles.

Para realizar un diseño del nuevo proyecto vital es importante contar con la ayuda de nuestro arquitecto interior para que la creación de este sea la mejor para nosotros y nuestra vida. Para elaborar el nuevo programa será muy importante tener en cuenta lo obtenido en la recapitulación, ya que nos dará el discernimiento necesario a través de la observación para poder saber cuáles son las auténticas necesidades que debemos cubrir en nuestra vida y siempre con la premisa implícita de ir acorde con la evolución de la consciencia.

Condiciones para favorecer la creación del nuevo programa.

- La necesidad. Saber qué necesitamos, no qué queremos, será la clave para movilizar toda la energía necesaria para conseguirlo.

- La visualización sencilla. Una vez que sabemos qué es lo que necesitamos, creamos una imagen relacionada con ello donde podamos identificarnos y que represente que eso que estamos programando ya se ha obtenido.

- El verbo correcto. Las palabras, así como el tiempo verbal en el que son expresadas, será de crucial importancia para la manifestación. Las palabras tienen un poder mágico.

- El sentir. Una vez tenemos la imagen en nuestra mente debemos conseguir dotarla de la emoción y el sentir que tendremos una vez la hayamos conseguido. Debemos realizar ese sentir dentro de nosotros —eso que hemos creado—, como ya conseguido.

- La voluntad, la intención y la atención han de ser constantes. Debemos poner en el nuevo programa la misma fuerza que empleábamos en el antiguo.

Una vez hemos conseguido crear este nuevo programa, llega el momento de preparar nuestro ordenador para poder programarlo. Como ya dijimos anteriormente es fundamental que nuestro cerebro se encuentre en una frecuencia alfa. Esta la tenemos de forma natural un poco antes de quedarnos dormidos y un poco después de despertarnos. Si queremos inducirla durante cualquier momento del día también podremos hacerlo a través de la respiración. Las más adecuadas serán todas aquellas que nos lleven a la relajación del diafragma como la famosa respiración tres-siete, tan utilizada en muchas clases de yoga. Consiste en tomar aire tres segundos, hacer una pequeña retención de un segundo y soltar durante siete segundos. Hacer otra pequeña pausa de un segundo y comenzar de nuevo. Cuando se lleva tiempo se pueden aumentar los tiempos, sobre todo en expiración. Esto facilitará la relajación del diafragma y, por ende, una estimulación del nervio vago en su paso diafragmático que facilitará el cambio a vagotonía. Estas habrán de ser rítmicas y profundas. Una vez notamos nuestra boca con saliva líquida y fluida, claro indicio de esa relajación, procederemos al último paso: la introducción y el grabado del programa. Lo ideal sería escribirlo uno mismo de manera sencilla. Mantenerlo en el pensamiento como dije antes es fundamental. Otra forma sería grabarlo con nuestra propia voz y escucharlo justo al quedarnos dormidos o antes de realizar alguna meditación o relajación. No importa dormirse, pues la información se grabará igual.

Una vez hemos aprendido a crear un nuevo programa y ejecutarlo, lo importante es acecharnos a nosotros mismos y mantener esa actitud vigilante hacia nuestra mente para así poder discernir si me estoy programando adecuadamente o no; si yo uso la mente o ella me usa a mí; si lo que percibo me llega de fuera o lo creo yo. En caso negativo, es importante poder corregir a tiempo las antiguas formas de pensar y actuar, así como el viejo patrón vital para no volver a caer en lo mismo.

Un dato importante es saber que muchos de los patrones de comportamiento que todos poseemos tienen que ver con la carga que traemos de vidas anteriores. Hay muchos patrones distintos y cada uno nos lleva a comportarnos de determinadas maneras sin darnos cuenta. El conocimiento de estos patrones nos permitirá adaptarnos mejor a las situaciones que, provocadas por ellos, puedan aparecernos en la vida. Los movimientos en la consciencia consciente que somos se dan de forma sutil. Suceden queramos o no. No hay que hacer nada para evolucionar ya que la evolución se está produciendo en cada momento —hemos venido a servir a la vida viviendo—. Esto podemos hacerlo de dos formas. Bien a través del sufrimiento o por medio de la comprensión. Esta última hará que podamos afrontar las experiencias de forma distinta.

En la vida, todos tendremos problemas. La diferencia estará en cómo me enfrento y adapto a esos momentos de conflicto a través de su aceptación. Cuando juzgo, critico o utilizo mensajes como que la rabia es mala, el dolor es malo, la tristeza es mala, etc., estoy creando resistencias sin darme cuenta porque en el fondo no hago más que enfrentarme a las proyecciones de mis partes menos evolucionadas. Esto, además, crea bloqueos energéticos internos que provocarán situaciones de crisis en el exterior. El saber cómo nos comportamos en función de esos patrones adquiridos nos dará la oportunidad de vivir ese patrón conscientemente, sea el que sea, y así poder ejercer el desapego y no terminar enganchados a él. El bien y el mal no existen como tal; solo son extremos de la misma cosa manifestándose en frecuencias vibratorias diferentes. El bien se manifiesta en una frecuencia alta y rápida y el mal se manifiesta con una frecuencia lenta y de baja vibración. Para mantener una alta vibración es aconsejable seguir las pautas anteriormente dichas acerca de cómo ganar energía y, sobre todo, de cómo no perderla.

Es también muy importante saber que la frecuencia con la que entremos en el sueño es la que regirá durante toda la noche y, por eso, es vital no tener pensamientos malos e inadecuados (ni siquiera ver películas que nos agiten y nos causen inquietud, ya que ello sería motivo para no descansar adecuadamente).

Algunos ejemplos típicos de estos patrones son los siguientes:

A. INSEGURIDAD-CONTROL

B. INFLEXIBILIDAD-RABIA

C. CONTROL-DOLOR

D. DISPERSIÓN

E. IMPACIENCIA-SUFRIMIENTO

A.   INSEGURIDAD-CONTROL.

El *inseguro-control* es una persona que de niño ha padecido muchas inseguridades que le llevan a la duda permanente y a depender mucho del exterior. De esa inseguridad también nacen miedos y culpas por lo que trabajándola esos miedos y esas culpas desaparecerán.

El control es una energía masculina. Conlleva vitalidad y fuerza física para controlar las situaciones. Es un guerrero que lleva a cabo todo a base de esfuerzo.

Las personas afectadas por este patrón de inseguridad-control hace que las personas afectadas por él muestren su debilidad, lo cual no les gusta. Van de fuertes, pero simplemente es una apariencia, un mecanismo de defensa en el fondo. Justifican y excusan siempre sus acciones, sea de la forma que sea, a veces con disculpas absurdas y sin sentido que lo único que hacen es empeorar las situaciones provocadas por ellos mismos. El remedio instantáneo a esto es la aceptación: acepto la metedura de pata y listo.

Suelen ponerse pruebas constantemente para demostrar su valía. No han terminado un proyecto y ya están preparando el siguiente, lo que los suele llevar a tremendos agotamientos porque nunca es suficiente. Hay que parar y vivir el momento, sin más. Aceptar las situaciones libera de ellas pues, al hacerlo, se facilita que el universo pueda traernos las soluciones sin hacer nada. Vivir es servir y la ayuda a los demás suele ser en muchas ocasiones un bálsamo vital que nos ayuda a poder transmitir pasión en todo aquello que realicemos.

B. INFLEXIBILIDAD – RABIA

Estas personas manifiestan rigidez de conceptos y, sobre todo, se juzgan a sí mismos y a los demás. Esta forma de comportamiento les hace esclavos pues los convierte en seres puntillosos llenos de deberes, obligaciones, normas y reglas acerca de lo que tienen que hacer. Esto suele conducirles a obsesiones y a ser esclavos de sus proyecciones y de sí mismos. La rabia les conduce a «todo me molesta»; «esto me disgusta»; «esto debería ser diferente»; «esto me cabrea»; «esto me lleva a querer tener siempre la razón», y a una agitación máxima que puede degenerar en violencia y agresividad.

No soportan las críticas y les da mucha rabia ser juzgados. No les gusta la inflexibilidad de los demás, pero deben de darse cuenta de que su inflexibilidad tampoco les gusta a los demás.

Desde el punto de vista energético, la inflexibilidad-rabia produce muchos estancamientos. En este patrón las obligaciones me las busco yo y luego me irrito por las decisiones que tomo. Es conveniente respetar que cada uno sea como sea y expresarse de tal manera que nadie se irrite con lo que se diga, así como evitar obsesiones para poder fluir adecuadamente. Si tú no recibes la energía del otro, la misma vuelve hacia él.

c. CONTROL-DOLOR

La cualidad básica del control-dolor es la manipulación. Son personas con una gran fuerza interior, pero empujan su energía hacia dentro en vez de hacia fuera, lo que los lleva a ir acumulando excesiva carga dentro hasta que al final suelen estallar de manera descontrolada para dar salida a todo el acúmulo de tensión.

Ejercen esa manipulación a través de la belleza, la simpatía, la compasión o la pena. La forma les da igual; lo importante es llevar a cabo su fin. Suelen mandar, organizar, liderar sus vidas e intentan hacerlo con las de los demás. Controlan y evitan ser controlados.

El dolor facilita la decepción, la desilusión, la frustración, el abandono, las pérdidas y las enfermedades. Practicar el control en exceso conduce al dolor y este a la rigidez vital. Esto se va a manifestar sobre todo en la espalda, los hombros y la columna vertebral. Todo el cuerpo se pone rígido, lo que lleva a más control y más dolor.

Lo ideal es abandonar el control y fluir y actuar acorde con el sentir. La respiración consciente suele ayudar mucho en estos casos.

D. DISPERSIÓN

Suelen ser los hiperactivos, ya que su cuerpo y su mente irán por lados distintos. Esto creará una distorsión energética y una falta de armonía. En situaciones de estrés donde debemos solucionar aquello que sea lo que nos lo esté produciendo es fácil encontrar este patrón: personas viviendo como auténticos zombis disociados donde su cuerpo experimenta una realidad y su mente está en frenética actividad.

La mente debe estar siempre donde esté el cuerpo —deben ser y comportarse como una unidad de acción coherente—.

E.   IMPACIENCIA-SUFRIMIENTO

El peor asunto del impaciente es que lo quiere todo para ya y el no poder obtenerlo siempre cuando quiere le genera ansiedad y unas grandes dosis de estrés y, en consecuencia de sufrimiento, por no tener todo lo que necesita o desea en el acto. Muchas personas se rigen por el patrón del sufrimiento y se caracterizan por vivir la vida bajo esa premisa: sufrimiento, drama, sobreesfuerzos. Todo cuesta mucho. Estas son las claves experienciales de este grupo. El amor da paciencia y evita el sufrimiento.

F. MIEDO-CONTROL

El temeroso pocas veces pierde el control porque teme las consecuencias derivadas de sus posibles actos. Para él, es mejor seguir con lo que tenga aunque sea malo y le haga daño que probar otra cosa. El temeroso suele soportar situaciones difíciles por el miedo que le produce la idea de un cambio en su vida. Suele aguantar todo viviendo una auténtica tormenta interior en la que se debate entre el miedo que le produce la situación actual y el miedo aún mayor que le produciría un hipotético cambio. Vale aquí el famoso refrán: «Vale más lo malo conocido que lo bueno por conocer».

El miedo solo se supera enfrentando la situación con desapego y valentía. Es mejor morirse de miedo una vez que vivir muriendo a cada segundo. Los miedos son como la niebla que ante el sol desaparece sin dejar rastro. El simple y mero hecho de enfrentarse a ellos ya conlleva la aparición de lo necesario para su superación.

Estos no son más que algunos de los patrones en los que se suele vivir atrapado cuando no somos conscientes. En realidad, la recapitulación de uno mismo no es más que un artilugio para redireccionar nuestra atención hacia los procesos interiores y no los exteriores que tan atrapados nos tienen y son la causa de nuestros problemas.

Al igual que a veces hemos estado una vida entera programándonos mal, en cuanto cambiemos la realidad cambiará también y ya no hará falta estar vigilantes porque habremos devenido en eso que siempre deseamos y que nunca podíamos obtener a causa de dar poder a pensamientos inadecuados que ni siquiera eran puestos por nosotros mismos.

El cambio de programa también produce un aumento considerable de nuestra energía y esto se traduce en una importante evolución de las capacidades perceptivas. El instinto, la intuición o la telepatía elevan su rango, lo que nos permite saber y tener, en cada momento, un discernimiento de hacia dónde y cómo debemos caminar y evolucionar. Se acabaron las incertidumbres y las dudas para así dejar paso a las certezas que de nuestro sentir llegan ya sin filtros de ningún tipo. Una vez nuestra frecuencia vibratoria y nuestra energía aumentan, el abandono de antiguos patrones y formas de pensar inadecuados se producirá de forma gradual y sencilla.

CAPÍTULO 9

RECAPITULACIÓN. PREGUNTAS PARA EL AUTOCONOCIMIENTO

Hacer un análisis sincero a través de una recapitulación personal y preguntarnos a nosotros mismos acerca de cuestiones importantes es el medio del que disponemos para poder externalizar la información de lo que está sucediendo en nuestro interior. Este acto nos permitirá obtener una visión clara de si vivimos acorde con nuestro sentir más profundo o si, por el contrario, estamos viviendo de una manera que no nos apetece o que simplemente no nos corresponde vivir. Este proceso nos dará las claves para saber si en realidad nos estábamos programando adecuadamente o no, ya que muchas veces intuimos o sentimos que algo no va bien pero no sabemos qué es y mucho menos que nosotros mismos somos los que de alguna manera lo estamos generando. Plasmar por escrito en un papel lo que estamos sintiendo y poder verlo todo en conjunto nos facilitará sobremanera el poder hallar las causas de nuestros problemas. Esto nos ayudará en el cambio que deseamos realizar además de ayudarnos a relajarnos en extremo. Escribiendo aliviaremos el estrés y la ansiedad porque estaremos trabajando en el fondo del problema y en el hallazgo de soluciones eficaces que nos permitan vivir mejor.

Las preguntas para responder son sencillas, pues están basadas en aspectos básicos y esenciales que a todos nos atañen directamente como seres humanos.

Preguntas para el autoconocimiento.

1ª) ¿Estoy a gusto con mi vida actual?

- Sí. Puedo continuar como hasta ahora puesto que no hay conflicto y todo me va bien. Nada me provoca el tener que cambiar.

- No. Exponer las causas por las que esto es así.

Esta pregunta es la entrada a la reflexión personal y a la recapitulación. Por eso siempre deberíamos tenerla presente cuando no estemos fluyendo adecuadamente.

2ª) ¿A qué o a quién tengo miedo?

- ¿Cómo me lleva a comportarme?

- ¿Qué vida estoy viviendo a causa de ello?

- ¿Soy víctima de mis miedos?

- ¿Quiero afrontarlos realmente? Sí. Lo hago.

- ¿Quiero afrontarlos realmente? No. ¿Prefiero vivirlos? Explicar por qué.

El miedo es, sin lugar a duda, el mayor enemigo del hombre. El miedo paraliza, atenaza, constriñe y coarta nuestra libertad para convertirnos en esclavos de algo intangible e invisible que sentimos con nuestro cuerpo muchas veces en forma de angustia y agonía enloquecedoras. Cuando nos atemorizamos por algo o por alguien nuestra mente nos lleva una y otra vez a ese pensamiento-recuerdo que activa de nuevo la memoria de aquello desagradable haciéndonoslo revivir una y otra vez. De esta forma, nos convertimos en siervos atemorizados que atraen inconscientemente a su vida aquello que temen con fuerza inusitada. Esto provocará una bajada de nuestro sistema inmune con lo cual nuestro cuerpo quedará más expuesto a todo tipo de enfermedades, sobre todo infecciosas.

3ª) ¿De qué o de quién me estoy defendiendo?

- *¿Cómo me defiendo?*

- *¿Cómo me siento defendiéndome?*

- *¿Qué gano con ello?*

- *¿Estoy cansado de defenderme?*

- *¿Por qué me defiendo realmente?*

- *¿Quiero cambiar esta situación? Sí. Lo hago.*

- *¿Quiero cambiar esta situación? No puedo, no quiero.*

Explicar por qué.

- *¿Qué gano y qué pierdo en ambos casos?*

Darse cuenta de esto es muy importante, sobre todo por el efecto físico que produce. Cuando un mamífero en la naturaleza se tiene que defender constantemente como en el caso del estrés mantenido, se encuentra en una situación de peligro que provocará la retención de líquidos en el organismo, así como el engorde y la hinchazón excesivos como método de supervivencia. Por eso cuando alguien entra en un hospital en una situación crítica, sobre todo en personas de edad avanzada, casi siempre se hace insuficiencia renal. También podemos comprobar esa retención cuando salimos de nuestro entorno conocido manifestando estreñimiento que, curiosamente, se corrige nada más volver al hogar. Biológicamente, el cuerpo actúa de esta manera para almacenar sustancias necesarias para la vida el mayor tiempo posible mientras dure esa situación estresante.

4ª) ¿Por quién o por qué ando preocupado en exceso?

- *¿Quiero evitar esto? Sí. No. Por qué.*

- *¿Puedo evitar esto? Sí. No. Por qué.*

- *¿Qué gano con ello?*

- *¿Qué pierdo al no hacerlo?*

- *¿Por qué me comporto así?*

- *¿Qué oculto bajo esa excesiva preocupación por los demás?*

- *¿Tiene algún sentido que lo haga? Sí. Por qué.*

- *¿Hay algo que me impida abandonar esa preocupación?*

La preocupación excesiva por los demás es una de las acciones que más energía nos hace perder debido a la cantidad de atención y dedicación que ponemos en ello. Quede claro que hablo de la preocupación excesiva y casi patológica que desarrollan algunas personas. Casi siempre, y este hecho está más que comprobado en psicología, cuando alguien se preocupa en exceso por algo o por alguien lo que busca en el fondo es que se preocupen por él de la misma manera.

No es la típica preocupación desapegada donde no se espera nada a cambio de los cuidados prestados, sino una atención apegada. A veces incluso se realiza de manera inconsciente para que le escuchen y le tengan en cuenta o también para obtener el preciado premio del reconocimiento y valorización. En el fondo es un grito de auxilio, una llamada de atención para que le hagan caso y le quieran.

5ª) ¿Estoy siempre controlando a todos y a todo?

- *¿Estoy siempre controlando? Sí. No.*

- *¿Por qué me comporto así?*

- *¿Qué obtengo ejerciendo ese control?*

- *¿Qué me pasaría si dejara de controlar?*

- *¿Me siento bien controlando? Sí. No.*

- *¿Temo perder ese control? Apego. Sí. Por qué.*

- *¿Temo perder ese control? Desapego. No.*

- *¿Quiero dejar de controlar? Sí. Lo hago.*

- *¿Quiero dejar de controlar? No. Por qué.*

- *¿Cómo o qué tendría que hacer para dejar de hacerlo?*

Hay muchas personas que viven su vida basada en el control como patrón de comportamiento. El controlador no solo controla a los demás, sino que se controla a sí mismo, y todo ello para evitar la ansiedad y el miedo que le provocaría no controlar las situaciones de la vida.

El acto de controlar le da seguridad. Sabe manejarse controlando porque conoce en todo momento el resultado de lo que va a ocurrir, lo cual le evita ese vacío agónico que genera la incertidumbre de no saber qué va a pasar. Si no es capaz de manejar esta o aquella situación, sufre una inseguridad que no está dispuesto a vivir.

Suelen ser personas muy arquetípicas y rutinarias que apenas dejan nada al azar y la improvisación. A veces se manifiestan con rudeza hacia el exterior, pues no soportan ni el desorden ni las situaciones en las que no pueden llevar a cabo ese control. Esto les conduce a padecer un excesivo estrés.

6ª) ¿Me quiero y confío en mí mismo y en los demás?

- *Sí. Sigo así y tratando de aumentarlo.*

- *No. ¿Por qué? Causas.*

- *¿Alguien influyó en mi vida desvalorizándome y haciéndome sentir que no valía? Sí. ¿Cómo me ha hecho sentir eso hasta este momento?*

- *¿Tuve un buen apoyo durante mi infancia por parte de mis padres y de mi entorno?*

- *¿Hago las cosas por mí mismo o dudo siempre y pido apoyo y consejo a los demás?*

- *¿Soy capaz de reconocer esto y ejercer el cambio? Sí. Actúo. No. Por qué.*

La confianza en uno mismo debería ser uno de los pilares fundamentales de nuestra naturaleza para poder vivir una vida plena e independiente. De no ser así, los hoyos en nuestra personalidad nos pueden conducir a desvalorizarnos y a contar y depender en exceso de los demás. Lo que nos arrastrará a las dudas y a la pérdida del criterio propio que influirá definitivamente en la toma de decisiones.

Si confiamos en nosotros mismos jamás erraremos en las decisiones que tomemos puesto que todas serán adecuadas. Somos seres que hemos venido a tener experiencias buenas, malas y regulares. Todas son perfectas si nacen de nuestra voluntad.

Las personas inseguras y que no confían en sí mismas siempre andan mendigando consejo y, curiosamente, tampoco confían en nada ni en nadie como reflejo de su propio estado interior.

7ª) ¿Tiendo a deprimirme con facilidad?

- *¿Conozco las causas de mis depresiones? Sí. No.*

- *¿Estoy realmente deprimido o solo estoy decepcionado?*

- *¿Cómo me comporto cuando estoy deprimido?*

- *¿Qué experimento en mi cuerpo cuando estoy deprimido?*

- *¿Qué pienso cuando estoy metido de lleno en la depresión?*

- *¿La vivo con resignación o trato de salir de ella?*

- *¿Utilizo la depresión para manipular mi entorno?*

- *¿Gano algo estando deprimido?*

- *¿Quiero realmente salir de la depresión?*

La depresión es un intento de supervivencia consciente o inconsciente de la persona frente a una situación que nos lleva a tener que adaptarnos para poder superarla. Esto provoca:

- Una pérdida de impulso en la fuerza expresiva vital. El depresivo se pliega sobre sí mismo y esto hace que las ondas pulsantes se ralenticen favoreciendo el bloqueo físico de la persona. Así tienen lugar las consiguientes fijaciones que en todo tratamiento deberían ser corregidas con el fin de recuperar la correcta fluctuación de las ondas vitales dentro del cuerpo.

- El deprimido se ve en la incapacidad de responder, ya que juega con su memoria en un pasado preguntándose qué habría ocurrido si hubiese hecho otra cosa distinta a la que hizo con la consiguiente negación del presente que no puede vivir. Y esto es así porque se proyecta a vivir en un futuro inexistente donde fantasea situaciones en las que se ve corrigiendo el problema. Por consiguiente, se produce un ensalzamiento del ego que a la larga le traerá más problemas por la creación de metas inalcanzables. Esto derivará en un agotamiento crónico. Niega su presente en aras de comprometerse con un futuro que no existe y al que da demasiada atención y energía.

- La vida del cuerpo siempre es en presente, aquí y ahora. Si no se tiene se pierde la sensación de tener un cuerpo vivo y vibrante. No se puede negar el sentir del cuerpo por el pensar de la mente. No nos vemos como somos realmente sino como nos gustaría ser.

- El verdadero objetivo que hay detrás de la lucha por el dinero, el éxito o la fama es la propia aceptación, la autoestima y la autoexpresión. Cuando alguien tiene que proyectar que es alguien, en el fondo es un don nadie. Eso indica la disociación entre el yo soy (ser) y el yo soy alguien (ego, cuerpo, mente).

- Muchas veces he tenido la ocasión de tratar personas deprimidas y el patrón de pensamiento y comportamiento casi siempre es el mismo: cuerpos con poco impulso energético, agravado además por la toma de medicamentos que en su mayoría bajan el tono vital para mantener controlada la ansiedad subyacente.

- La pérdida de sentir del cuerpo obliga a nuestra psique a sustituir la realidad del cuerpo por imágenes internas de posición social, riquezas, fama, logros personales o acumulación de cosas materiales en detrimento de las espirituales. Se visualiza la perfección como salida del problema lo que reduce la humanidad de la persona, que acaba siendo autodestructiva. Esto le hará ver constantemente la imperfección en los demás. La meta ilusoria dirige la conducta y esto lleva de nuevo a la depresión y, como su vida está vacía, trata de llenar ese vacío con cosas, coches, casas, etc.

- La incapacidad de salir de una depresión genera a la persona hostilidad hacia sí misma, desvalorización y autodesprecio. Acepta todo sin rechistar pues teme ser rechazado y no querido, ante lo cual prefiere pasar por una mala situación imaginando que sale de ella fantaseando en vez de corregirla.

- La depresión es un grito pidiendo el amor que uno no se da a sí mismo.

- Debemos tener muy claro si lo que tenemos es una depresión o una decepción. Las depresiones profundas muchas veces necesitan de ayuda profesional. Sin embargo, para las decepciones solo necesitamos unas buenas dosis de consciencia, coraje, aceptación y valentía. Con esto es suficiente para salir adelante. A través de la consciencia llegamos a la comprensión de por qué se produjo tal hecho. Al hacerlo, nos daremos cuenta de que no hay culpas ni culpables —nunca los hay. Entonces habremos de tener el coraje para aceptar la situación y la valentía para afrontarla y salir adelante sin resentimientos y sin hacer ni hacernos juicios que solo nos llevarían a una pérdida de energía, como antes dijimos.

8ª) ¿Me bloqueo con facilidad en situaciones de estrés o ansiedad?

- *¿Soy consciente de si realmente estoy estresado?*

- *Cuando me encuentro pasando estrés, ¿qué emociones se mueven dentro de mí? Ira, enfado, frustración, etc.*

- *¿Cómo me siento cuando estoy así?*

- *¿Cómo me comporto cuando estoy estresado?*

- *¿Me bloqueo física, mental o energéticamente?*

- *¿Me paralizo?*

- *¿Me deprimo?*

- *¿Reacciono siempre igual?*

- *¿Me pasó algo en la vida y desde entonces actúo así?*

- *¿Juzgo o me juzgo a causa de esto?*

- *¿Trato de que pase, tomo medidas para que no me vuelva a ocurrir en el futuro o trato de evitarlas a toda costa sin enfrentarlas?*

- *¿Si supiese como eliminarlas, lo haría? Sí. Lo hago. No. Por qué.*

Bloquearse en situaciones donde debemos ser eficaces y tomar acción suele ser el origen de muchas desvalorizaciones y pérdidas de confianza en uno mismo. Es importante saber cómo solemos reaccionar y comportarnos en situaciones de estrés real porque esto nos dará la información necesaria para poder trabajar con esos patrones y poder evolucionar librándonos de las causas que nos estaban provocando no poder reaccionar adecuadamente en tales situaciones.

9ª) ¿Tengo siempre el sentimiento de estar solo?

- *¿Me abruma la soledad? ¿Por qué? Causas.*

- *¿Temo quedarme solo en la vida?*

- *¿Sentí esto alguna vez más en la vida?*

- *¿La soledad que siento es realmente mía o es una vivencia que tengo que sé que no tiene que ver conmigo?*

- *¿Qué siento cuando experimento la soledad?*

- *¿Qué pienso cuando estoy solo?*

- *¿Qué cosas hago a causa de la soledad?*

- *¿Quiero realmente estar acompañado?*

- *¿Puedo vivir solo y relacionarme perfectamente con los demás?*

La soledad y el miedo a la soledad son uno de los grandes problemas de esta sociedad. La soledad elegida no reporta ningún problema para la persona. La que llega por circunstancias de la vida suele ser en muchos casos traumática y temporal. La peor, sin duda, es el tipo de soledad a la que se llega sin darse cuenta y por el propio carácter y la inflexibilidad de uno.

A veces el egoísmo, la autoexigencia personal, ser demasiado rígido o vivir constantemente enfadado crea una forma de ser que provoca rechazo en el entorno. Esto hace que poco a poco la gente se vaya separando, lo que con el tiempo da lugar a quedarse solo.

El sentimiento de soledad es como un ogro que poco a poco nos va devorando, generándonos mucho vacío interior. Eso es peligroso porque vuelve a la persona vulnerable y, sobre todo, manipulable. Seremos capaces de someternos o de someter a los demás a chantajes emocionales con tal de que estén cerca de nosotros y evitar la soledad. Esto es lo que muchas veces subyace en casos de malos tratos —es mejor ser maltratado que estar solo—. Hasta tal punto se puede llegar.

Reconsiderar esta situación nos desvelará que es muy fácil evitar la soledad si así se desea. Siempre hay multitud de actividades que se pueden realizar para no sentirse solo. Las de ayuda a los demás son las más eficaces ya que cada vez que ayudo a alguien, en el sentido que sea, me estoy ayudando a mí mismo. Hay multitud de actividades donde se puede entrar en contacto con otras personas y, sin ninguna duda, esto nos ayudará a salir del aislamiento y sentir que nunca estamos solos.

El conocimiento de nuestra verdadera naturaleza es la clave principal para evitar el sentimiento de soledad que nace, básicamente, de la falta de amor por un lado y de la falsa creencia de que simplemente somos un cuerpo (ego-mente) por otro. Ese distanciamiento mental —alejarse de la verdad de que todo en el universo es la misma energía— es lo que luego trae ese sentimiento de soledad y separación que, en el caso contrario, no existe porque nos encontramos y nos sentimos siempre unidos a todos y a todo.

10ª) ¿Qué opino del mundo y de la vida?

- *¿Qué opino de la situación actual del mundo?*

- *¿Qué opino de la tecnología?*

- *¿Qué opino de la situación de la tierra?*

- *¿Qué opino de los demás?*

- *¿Qué opino de mí mismo?*

- *¿Qué opino de la muerte?*

- *¿Qué opino de la vida? ¿Cambiaría ahora mismo mi forma de vivir?*

Realmente esta es una pregunta trampa, ya que cualquier respuesta que demos va a reflejar un matiz de nuestra personalidad, pues somos el mundo y la vida que transcurren. Por lo tanto, en la respuesta a estas preguntas hay que ser lo más honesto posible para obtener la más valiosa información de uno mismo.

Cambiemos las palabras «mundo», «tecnología», «tierra», «los demás», «uno mismo», «muerte» y «vida», por «de mí». Así, se obtendrá la más perfecta definición y valoración de uno mismo, ya que todo en el exterior no representa más que la imagen de nuestro interior.

CAPÍTULO 10

AUTOTRATAMIENTO PARA RELAJARSE. EJERCICIOS BÁSICOS. AROMATERAPIA.

En este capítulo propongo una serie de consejos para aprender a relajarse y rebajar ciertos síntomas relacionados con el estrés excesivo. También recomendaré algunos aromas esenciales que, por su eficacia, merece la pena destacar.

1º) EJERCICIOS RESPIRATORIOS.

Los objetivos principales de este plan de respiraciones son, por un lado, liberar el movimiento diafragmático y, por el otro, oxigenar el cuerpo lo máximo posible. Esto nos llevará de paso a una buena alcaliniza-ción. Uno de los primeros síntomas que nos va a provocar cualquier situación estresante es el bloqueo del diafragma en inferioridad. Esto afectará a nuestra respiración, a nuestras digestiones, a nuestra circulación de retorno y, por supuesto, a la tan necesaria oxigenación de nuestros tejidos. Todo ello provocará una relajación de nuestro sistema nervioso autónomo en su rama simpática, ya que el vago será estimulado por este movimiento diafragmático que facilitará que se establezca un predominio vagal tan necesario en los casos de estrés.

Respiración 3-7.

Inhalamos durante tres segundos, retenemos un segundo, exhalamos siete, retenemos un segundo y comenzamos de nuevo. Esta respiración se realiza armónica y progresivamente. Si al principio no se puede realizar en su máxima extensión empezaremos por un ritmo de 2-5, el cual iremos ampliando en cuanto mejoremos. De la misma manera se puede aumentar a 3-9 o 4-11; cada uno verá hasta dónde puede llegar en su mejoría.

La finalidad de realizar las expiraciones más largas que las inhalaciones es soltar lo más posible el bloqueo diafragmático en inferioridad para que el músculo pueda moverse lo más amplia y libremente posible.

Luego de haber llevado a cabo la anterior respiración podemos pasar a otro tipo de respiraciones un poco más complejas y que, a buen seguro, nos llevarán a obtener una mejor ventilación y oxigenación del cuerpo, así como otros beneficios añadidos.

Hipoxia intermitente.

Esta respiración consiste en expirar todo lo posible para vaciar los pulmones y, en ese momento, contener la respiración lo máximo posible para luego realizar varias inspiraciones suaves. Se repetiría esto en varios ciclos, siempre observando las reacciones del cuerpo y adaptándonos a nuestras capacidades.

Está científicamente probado que la falta de oxígeno en el cuerpo obliga a nuestro organismo a crear más glóbulos rojos extra como compensación. Si hay mucho oxígeno, nuestros niveles de CO_2 descienden y se produce alcalosis, lo que trae como consecuencia mareos y taquicardias a causa de la contracción que ocurre en los vasos sanguíneos (como cuando hacemos una hiperventilación). Si creamos más glóbulos rojos el transporte de oxígeno a las células será mucho más fácil, lo que redundará en una mayor relajación y bienestar.

Otra de las cualidades de practicar esta respiración es que facilita el proceso parasimpático en detrimento del simpático, lo que significa una mayor relajación y pérdida del estrés.

Método de la triple respiración.

Este método es especialmente eficaz y rápido para obtener una pronta relajación. Se puede realizar de pie con la espalda contra una pared, tumbado boca arriba en el suelo o sentado con la espalda totalmente recta y bien apoyada. La respiración tiene tres fases durante la inhalación y una en expiración. En la primera fase tomaremos aire hinchando el abdomen nada más y cuidando de que no intervenga ningún movimiento costal; tan solo hincharemos el abdomen lo más posible. En la segunda fase y, una vez notemos lleno el abdomen, seguiremos inhalando, ahora sí, dando toda la amplitud posible a nuestras parrillas costales. Al acabar de llenar los pulmones, en la tercera fase, haremos un último esfuerzo con la parte más alta de nuestros pulmones que coincidirá con la zona de nuestras clavículas. Es como si subiéramos un poco los hombros para ayudarnos en ese último tramo de la respiración.

Aunque sean tres fases se harán todas seguidas, lentamente y con la mayor amplitud posible. Una vez completadas, comenzaremos a exhalar de forma progresiva y forzando la expiración lo máximo posible e incluso más. Este punto es importante porque nos dará el mayor rango de movimiento y liberación posibles. El ejercicio siempre habrá de hacerse profundo y pausado ya que, de hacerlo rápido hiperventilaremos y nos marearemos.

Personalmente, recomiendo hacerlo unos minutos en cada una de las posturas ya que la estática y las tensiones musculares son diferentes en cada una de ellas.

Método Wim Hof.

Este método de respiración y baños fríos propuesto por el famoso holandés Wim Hof resulta de especial eficacia a la hora de potenciar y elevar el sistema inmune en el ser humano, tan bajo y deteriorado en muchas enfermedades, así como en procesos de excesivo miedo y estrés. Consiste en realizar la siguiente secuencia:

Realizar treinta respiraciones profundas que provocarán una pequeña hiperventilación. Es mejor hacerlo sentados o tumbados en el suelo, ya que puede aparecer un ligero mareo. A continuación, en la última exhalación, una vez expulsado todo el aire posible, cortamos la respiración y nos mantenemos así todo el tiempo que podamos. Una vez llegamos al límite, haremos una inspiración profunda y volveremos a mantener el aire veinte segundos. A esto se le llama un ciclo, el cual repetiremos de tres a seis veces.

Respiración consciente.

Esta va a consistir en una respiración lenta, profunda y uniforme que va a tener como particularidad el ir acompañada de un trabajo de visualización consciente. Consiste en inhalar y exhalar aire y, al hacerlo, realizar lo siguiente:

En la inspiración no solo tomaremos aire sino que, a la vez, visualizaremos imágenes de cualquier evento, suceso o circunstancia de nuestra vida con el que queramos trabajar a fin de recrear aquello que nos sucedió y nos provocó algún trauma o pérdida de energía para, a continuación, echarlo fuera a través de la expiración. Al inspirar interiorizaremos toda esa situación —su recuerdo, sus imágenes—, así como el sentir que tuvimos cuando ocurrió. Retendremos un segundo y exhalaremos. Al exhalar y, de la misma manera, echaremos fuera todo lo negativo. Así usaremos la respiración como método de sanación y limpieza energética de los eventos que nos hayan podido afectar y de los que aún no hayamos podido librarnos.

Esto nos hará desprendernos de energías que no son nuestras y que aún pueden estar influyéndonos de alguna manera y nos proporcionará un aumento considerable de nuestra propia energía, ya que recuperaremos toda la que allí habíamos depositado.

Del mismo modo, si alguna parte de nuestro cuerpo está afectada por algún dolor, enfermedad o patología, sea del origen que sea, podemos hacer el siguiente sencillo ejercicio:

Vamos a visualizar cómo el aire que inspiramos es pura luz que dirigimos hacia la zona en cuestión. Esto llenará toda la zona de auténtica energía guiada por nuestra intención y el poder de nuestra voluntad y podrán comprobar, si lo hacen asiduamente, los increíbles resultados que se producen.

También podemos emplear esta respiración en situaciones que nos provoquen estrés o malestar. A buen seguro les funcionará.

2º) EJERCICIOS DE ACUPRESIÓN Y AUTOMASAJE.

Técnica de Jones.

Esta sencilla técnica nos permitirá relajar los músculos que se encuentren tensos y doloridos. Buscaremos dentro de la zona de dolor el punto más doloroso y apretaremos durante minuto y medio. Esto provocará la relajación y el alivio del dolor en la zona. Hay autores que proponen acortar la distancia entre los dos puntos hasta llegar al no dolor y ahí mantener la presión. Mi experiencia de años me lleva a la conclusión de que las dos formas son válidas, habiendo incluso casos (como en los deportistas) en los que es mucho más eficaz realizarla directamente.

Digito presión (acupuntura manual).

Puntos fuertes para el tratamiento del estrés mediante acupresión:

- o   VC17.

- Este punto se localiza fácilmente en el centro del esternón, tres dedos por encima de su base.
- Presionar en este punto cuando se produzca un ataque de ansiedad.

- o   VG24.5.

- Entre las dos cejas, en la zona de unión del frontal y la nariz.
- Calma el cuerpo y alivia tensiones.

- o   C7.

- En el borde lateral del dedo meñique en su unión con la muñeca.
- Alivia desequilibrios emocionales como el miedo, la ansiedad y el nerviosismo.

Automasaje.

De manera sencilla podemos realizar un automasaje en las zonas en las que más tensión tenemos. Para ello podemos usar uno de los múltiples aromas que encontraremos en el mercado —Pranarom posee infinidad de aromas y preparados susceptibles de ser utilizados— o, si lo preferimos, podemos preparar la composición nosotros mismos.

Para ello hay dos fórmulas que funcionan muy bien:

- o   Una fórmula relajante para el sistema nervioso en la que mezclaremos aceite vegetal de avellana (50ml.) con aceite esencial de lavanda angustifolia, manzanilla romana, yuzu, mejorana y ylang-ylang. Añadiremos nueve gotas de cada al bote de avellana que agitaremos bien antes de usar.

- o   La otra fórmula la usaremos en caso de dolores e inflamaciones, ya sean musculares o articulares. Consiste en mezclar un bote de aceite vegetal de árnica (50 ml.) con aceite esencial de katafray, gaulteria y eucalipto azul a razón de nueve gotas de cada uno de ellos.

El masaje se dará muy suavemente con la yema de los dedos en el sentido de las agujas del reloj en la zona que queramos tratar. Con esto y el poder de la mezcla será suficiente para lograr el efecto deseado.

3ª) MUSICOTERAPIA.

La música de ciertos autores, sobre todo dentro del mundo de la música clásica, ejerce una especial influencia en nuestro sistema nervioso relajándolo. Probando, encontraremos la que le va bien a cada uno. Los cantos gregorianos, así como los cantos en armónicos, suelen ser extraordinarios para esto.

La música se puede escuchar, pero también podemos hacer lo siguiente: tomar unos cascos de música, subir el volumen y ponerlos en el abdomen alrededor del ombligo. Esto hará que el sonido se propague en forma de ondas sonoras a través del agua de nuestro cuerpo, haciéndolo vibrar en ese rango de frecuencias. Así traerá la relajación. Se sabe que el sonido en medios líquidos se transmite mejor.

4ª) AROMATERAPIA PARA COMBATIR EL ESTRÉS Y LA ANSIEDAD.

Listado de aromas para prevenir y combatir el estrés:

- Ylang-Ylang
- Naranjo amargo
- Yuzu
- Hierbaluisa
- Manzanilla romana
- Mejorana
- Boswellia
- Mandarina
- Verbena exótica
- Naranja dulce
- Lavanda angustifolia
- Laurel
- Geranio de Egipto
- Combava
- Bergamota

En el caso de que tengamos ansiedad y palpitaciones, o incluso una tos seca por la mañana (muy frecuente en personas con tensión en el pericardio), podemos usar la siguiente mezcla:

en un bote de 25ml. mezclamos nueve gotas de ylang-ylang y nueve gotas de *citrus aurantium* variante amara, mezclamos y echamos un par de veces al día en la parte alta del esternón. Será suficiente para aliviar los desagradables síntomas.

También podremos hacer uso de la difusión ambiental a través de los vaporizadores ultrasónicos de aromas. Unas gotas de lavanda angustifolia, mandarina, boswellia, yuzu o naranja dulce, serán suficientes para limpiar el ambiente y hacer que nos relajemos.

CAPÍTULO 11

DOS VERDADES:

Como es arriba, es abajo. Como es abajo,
es arriba.

Como es adentro, es afuera. Como es
afuera, es adentro.

Como es arriba, es abajo.

Así rezan algunas de las enseñanzas herméticas precursoras de lo que hoy la física cuántica está demostrando a nivel científico como algo completamente cierto y comprobable. No hace mucho el astrofísico Danail Obreschkow sorprendía al mundo con un video que había realizado para sus alumnos con el fin de enseñar la magnitud escalar del universo. Es impresionante ver y comprobar en las imágenes cómo lo que se ve en la forma más infinitamente grande, se aprecia luego en la más pequeña y microscópica.

En otros extraordinarios documentales se puede ver también cómo las ondas de forma existentes en la naturaleza contienen en su esencia básica de crecimiento la espiral Fibonacci. La proporción áurea se puede ver en las espirales de una galaxia, en el caparazón de una caracola, en una planta, en un insecto, en una montaña, en una ola y, por supuesto, en el cuerpo humano e incluso en su ADN.

Todo en el universo es lo mismo; la geometría sagrada de las formas se manifiesta en cada elemento de la creación para crear una armonía perfecta. Sabiendo esto, es fácil comprobar cómo lo que se da en lo más alto ocurre de igual forma en lo más bajo. Macrocosmos y microcosmos se definen como lo mismo, pero a diferente escala.

En el cuerpo humano vemos cómo los huesos largos tienen la torsión correspondiente, ya que si fuesen lisos y planos se romperían al no poder soportar las tensiones. Las cadenas de movimientos se transmiten en forma de lemniscata de unas zonas del cuerpo a otras —tanto como de arriba hacia abajo, como de abajo hacia arriba—.

Si realizamos un corte horizontal a nivel cráneo mandibular y otro en la pelvis, observaríamos con sorpresa que hay músculos y huesos que hacen la misma función y además son muy parecidos. Los huesos y músculos de la parte superior tienen sus correspondientes en la parte inferior; por ejemplo, los huesos temporales que tienen su correspondencia en los huesos ilíacos o nuestros músculos pterigoideos superiores que la tienen en los rotadores de la cadera, sobre todo en el piramidal de la pelvis. Todo está interconectado y el sin fin de relaciones que se dan en el cuerpo es enorme.

También podemos observar estas correspondencias en la agricultura biodinámica basada en el sistema antroposófico de Rudolf Steiner donde la influencia de la luna, sus fases y su paso por las diferentes constelaciones astrales van a ser decisivas para obtener sanas y buenas cosechas. Este tránsito lunar dará lugar a una serie de movimientos energéticos que tendrán su repercusión en el desarrollo de las plantas en el plano terrestre, momentos en los cuales el agricultor biodinámico aprovecha para laborar en el huerto en función de esos movimientos que se verían representados en los cuatro elementos.

El agua, el aire, el fuego y la tierra tienen su influencia y correspondencia en las constelaciones astrológicas, las cuales tienen relación y ejercen influencia en las diferentes partes de la planta como observamos en la siguiente tabla:

ELEMENTO	PARTE DE LA PLANTA	SIGNOS ASOCIADOS
AGUA	HOJAS	PISCIS-CÁNCER-ESCORPIO
AIRE	FLOR	GÉMINIS-ACUARIO-LIBRA
FUEGO	FRUTO	SAGITARIO-LEO-ARIES
TIERRA	RAÍZ	TAURO-VIRGO-CAPRICORNIO

De esta manera, una vez más, observamos cómo los movimientos que ocurren en lo más alto repercuten en lo más bajo.

Como es adentro, es afuera.

Otra de las máximas herméticas más importantes es el conocimiento y el saber que como es adentro, es afuera. A simple vista puede que no intuyamos ni comprendamos el alcance de tal sabiduría, pero es de vital importancia en nuestras vidas llegar a la comprensión eficaz de este postulado.

Básicamente, representa la idea de que todo lo que percibimos en el exterior no es más que un reflejo de nuestro interior. La famosa teoría que algunos llaman «del espejo». Durante el transcurso de la vida tenemos oportunidad de comprobar en muchas ocasiones que esto es realmente así. ¿Cuántas veces no se han topado con alguien realmente incómodo en su vida? ¿Cuántas veces no se han encontrado en determinadas vivencias o situaciones desagradables donde se preguntan por qué están pasando por ello? También es aplicable, claro está, a que lo que nos ocurra siempre sea bueno y adecuado. Todo ello simplemente dependerá de cómo nos encontremos ese día, en ese momento o en esa situación.

Podemos decir que hay hechos comprobables y también verdades evidentes. Es fácil comprobar en uno mismo esas veces que hemos salido de casa cabreados y al poco tiempo nos han dado un golpe en el coche; o hemos pinchado una rueda cuando más prisa teníamos; o de repente alguien se ha metido con nosotros sin motivo alguno; o en un control de alcoholemia han dejado pasar a todos y nos han parado justo a nosotros. La lista de «casualidades» sería interminable.

Ahora pregunto, ¿en cuántos de esos casos tomamos consciencia de cómo nos encontrábamos por dentro? Seguramente en muy pocos o posiblemente en ninguno, ya que de haberlo hecho nos habríamos dado cuenta de este axioma. El universo exterior siempre es la imagen de lo que llevamos dentro a todos los niveles. Si actuamos en la vida con miedo, preocupación, ira, enfado, tristeza o desvalorización, no importa lo que pase —definitivamente lo estamos atrayendo a nuestra vida, sea consciente o no, lo deseemos o no—. Sucede así y solo el cambio interior a través de la consciencia provocará el cambio en el exterior.

Es más sencillo aún. Si yo me hago un manchón en la cara y me miro en el espejo, ¿dónde habré de limpiar para no verlo? Está claro que en el espejo que representa el mundo exterior no será, ya que por mucho limpiacristales que use no lograré borrarlo. Sin embargo, si estoy consciente, enseguida me daré cuenta de que hay algo dentro de mí que no está bien. Esto representa el manchón en mi cara y de esta manera puedo encontrar el modo de corregirlo para luego no verlo en el espejo.

Si no se es consciente de algo tan obvio, ello suele pasar absolutamente inadvertido. Como consecuencia tratamos de cambiar, limpiar y corregir en el exterior (aquí podríamos incluir las relaciones que tenemos con los demás), lo que a buen seguro deberíamos corregir y cambiar en nuestro interior.

Yo te digo a ti lo que realmente necesito yo. De ahí el conocido refrán «cuando Juan habla de Pedro, dice más de Juan que de Pedro»; o el de «consejos doy que para mí no tengo». Estos refranes ponen de relieve la infalibilidad de la sabiduría popular. Así que, ya saben: cuando venga alguien a darles una gran lección no se ofendan pues, seguramente, será para él mismo. Así, se hará buena la frase del sabio persa Omar Khayyam: «Obrad de tal manera que el prójimo no sufra con su sabiduría».

La recapitulación propuesta en un capítulo anterior será de gran importancia ya que nos permitirá descubrir qué estamos proyectando hacia el exterior y qué estamos recibiendo en nuestra vida por ello.

A parte de las preguntas, también podemos hacer un pequeño diario durante unos días donde apuntemos nuestras reflexiones y nuestro sentir acerca de aquello que nos bloquea en un determinado momento o aquel asunto que necesitamos resolver. Plasmar por escrito nuestras vivencias acerca de lo que queremos solucionar nos dará la perspectiva de conjunto necesaria para ver dónde y con qué estamos generando conflicto interior y así poder realizar con éxito los cambios adecuados. Con esto evitaríamos las proyecciones indebidas, nos haríamos más conscientes y prevendríamos perder mucha energía. Lógicamente, pondríamos nosotros mismos los pensamientos más adecuados para nuestro bienestar y felicidad en vez de tomar como nuestros todos los que llegan en forma de aluvión desde fuera y que nos programan negativamente sin darnos cuenta, una y otra vez, haciéndonos esclavos inconscientes de sus contenidos y llevándonos a crear y a vivir una realidad que realmente no es la que deseamos vivir.

El no hacernos conscientes de esto nos provocará un gran estrés, pues siempre estaremos tratando de solucionar nuestros problemas en el exterior, lo cual es absolutamente imposible. Mientras el cambio no sea en nosotros mismos, no podrá darse fuera. Mientras yo no limpie el manchón de mi cara, lo veré siempre en cada espejo que me mire. En esto, el universo es inflexible y siempre va a ponernos delante el espejo necesario para nuestra evolución.

Cuántas personas, frente a una situación que no pueden resolver, deciden abandonar y tratan de cambiar huyendo, separándose del conflicto en cuestión o de aquella persona la cual ya no soportan. Seguramente muchas, pero todas se van a encontrar con un denominador común: hagan lo que hagan y vayan donde vayan, aquello de lo que huyeron volverá a aparecer de nuevo en su vida. Ya sea en otro lugar o con otra persona, la historia se repetirá y casi siempre agravada. Esto nos va dando la pista de que en nuestra vida nada es porque sí y que todo tiene un sentido, aunque muchas veces no lo comprendamos.

Si en la vida nos encontramos con una situación de este tipo y por desconocimiento de las propias capacidades no sabemos cómo gestionarla, vamos a sufrir las consecuencias y entraremos en una espiral de estrés, angustia y ansiedad provocada por no poder o no saber solucionarla.

Pero ¿qué ocurrirá si soy consciente y sé que teniendo este sencillo conocimiento siempre tendré la posibilidad de cambiar mi vida? Primero que sabré hacerlo y, segundo, que sé que es posible, pues la realidad que recibo es la que yo creo. Soy el alfa y el omega —todo nace y termina en mí, pues soy el creador de mi realidad—.

Con estas premisas vuelvo al momento en el que desconozco cómo enfrentarme a la situación, ya sea porque no sé o porque no le veo cambio posible alguno. Si soy consciente, recapitulo y diseño una nueva forma de pensar acerca del problema que quiero resolver. A buen seguro la situación tomará un rumbo diferente.

De todas formas, sea lo que sea a lo que nos tengamos que enfrentar, es importante reconsiderar ciertos aspectos. Lo primero que debemos hacer es dejar de machacarnos con el martillo pilón de los pensamientos y perdonarnos a nosotros mismos y a los demás, pues ya tenemos el conocimiento de que los otros seres también son "yo". Por lo tanto, en todo momento hemos de tener claro que siempre se trata de mí. Tenemos que poner nuestra atención en un punto de vista más alto y desde ahí continuar avanzando.

En numerosas ocasiones me he topado con personas que no veían salida a determinadas situaciones verdaderamente difíciles y complicadas. Ante este tipo de circunstancias desesperadas, ¿qué podemos hacer? ¿Debemos luchar contra ellas? ¿Debemos compadecernos de nosotros mismos y de la situación? ¿Debemos hacernos los locos y obrar como que no pasara nada? Jamás. De hacerlo, las estaríamos dando mucha más intensidad y poder y las haríamos más grandes. Ante estas situaciones solo cabe la aceptación de estas como herramienta de evolución. La aceptación es la llave para comenzar a ver las cosas de otra manera y poder adaptarnos a una nueva situación donde dejamos de ser víctimas para pasar a ser la salida al problema.

Si el manchón que aparece en el espejo (sea cual sea) no nos gusta y al hacer la recapitulación y el trabajo interior no desaparece, esto quiere decir que forma parte de nuestra naturaleza intrínseca y lo único que podemos hacer es aceptarlo. Aceptarlo es aceptarnos a nosotros mismos; es amarnos como somos en realidad, con todo lo bueno, lo malo y lo regular. Al hacerlo, veremos sorprendidos cómo aquello que parecía irresoluble toma un nuevo rumbo en el que todo el estrés desaparece porque la lucha interior habrá llegado a su fin y nuestra realidad con respecto a la situación será otra totalmente diferente. Entonces nuestra percepción y nuestro sentir cambiarán y, cuando nuestro sentir cambia, también lo hace el mundo porque yo creo ese mundo en base a mi sentir. Por lo tanto, la molesta mancha en el espejo desaparecerá para siempre y habremos aprendido que todo eso que percibimos somos nosotros mismos —nosotros mismos somos la experiencia que está sucediendo y por lo tanto podemos cambiarla cuando queramos—. Tenemos el poder para hacerlo puesto que somos los creadores de nuestra realidad y absolutamente nada queda fuera de esa realidad. Todo esto nos irá llevando a un punto de comprensión superior.

Con esto no digo que todas las situaciones se puedan resolver de manera fácil y sencilla, pero el mero hecho de cambiar nuestra actitud hacia ellas nos llenará de paz, bienestar y tranquilidad, a la vez que facilitará que así sea. De esta manera atraeremos con conciencia el bien a nuestra vida y, estemos en la situación que estemos, propiciaremos que todo el universo se confabule para trabajar a nuestro favor. Daremos pie a que puedan aparecer las ayudas necesarias que a veces ocurren de la manera que uno menos se espera. Todo esto hará que cada día nos encontremos mejor con nosotros mismos y con los demás.

Una vez se pasa por la experiencia es muy importante olvidar. Olvidar no es perder la memoria, sino desapegarse de lo acontecido en el pasado. Es evitar que nuestra energía quede anclada en los sucesos ocurridos y evitar así que el búmeran del recuerdo pueda golpearnos impunemente una y otra vez.

Esta actitud facilitará que podamos disponer de todo nuestro potencial como seres humanos para seguir avanzando livianos y libres de rémoras, en aras de un presente mejor.

CAPÍTULO 12

EL SER INMUTABLE Y ETERNO. IDENTIFICACIÓN.

En este último capítulo he decidido hablar de este tema porque lo considero de vital importancia ya que muchos de los procesos estresantes por los que pasamos en la vida tienen su origen en el desconocimiento de quiénes somos realmente y qué hemos venido a hacer en este plano terrestre. Ese desconocimiento es el que nos hace alejarnos de lo real, de lo que verdaderamente somos —el ser, inmutable y eterno— e identificarnos con la falsa creencia de que solamente somos un cuerpo y una mente; un simple hecho material que pugna día y noche por el desarrollo y consecución de los aspectos materiales de la existencia. Nada más lejos de la verdad.

Cada ser humano interpreta la espiritualidad en base a sus creencias y, sobre todo, a sus experiencias vitales. Estoy seguro de que cualquier vivencia que se haya tenido en este sentido es igual de válida para todos porque el ser tiene múltiples formas de expresarse y todas son correctas. Desde mi humilde experiencia y esperando poder ayudar en este sentido, voy a compartir lo que ya desde niño vengo sintiendo con respecto a esto.

El ser —Dios, la fuente original, una inteligencia superior— no importa como lo llamen, es el origen de toda creación visible e invisible. Cada uno de los seres humanos somos una parte de ese todo teniendo vivencias y emociones de todo tipo (buenas, malas, regulares), todas adecuadas ya que es a través del conocimiento y la experimentación de estas que estaremos cumpliendo con la misión primordial de nuestras almas encarnadas en este plano físico. Esa misión no es otra que la realización del sí mismo o la experiencia directa del conocimiento de lo que realmente somos como camino de vuelta a casa.

Esa consciencia de ser —infinita, inmutable, eterna, incognoscible, inexplicable— es nuestra verdadera naturaleza y no el vehículo que utilizamos como manifestación física en este mundo, el cual es efímero y caduco. Este cuerpo nos sirve como medio para manifestar en este plano las más altas cualidades que todos y cada uno de nosotros transportamos en el núcleo de nuestro corazón, para crear y materializar en este plano un reino y una vida de consciencia consciente acorde a las más básicas normas de la naturaleza y el sentido común.

En toda persona moran el cielo y el infierno, la luz y la oscuridad. Donde pongamos la atención y el pensamiento, aquello crecerá. Solo a través del respeto a ese secreto y curioso equilibrio lograremos trascender la trampa que supone la dualidad, ya que cualquiera de los dos polos nos llevará a la defensa empedernida de uno y al perentorio rechazo del otro, cuando todo, en el fondo, es uno mismo.

Quien se decante y se apegue por la luz, por ella quedará cegado. Quien rechace la oscuridad, se estará enfrentando a las partes que menos le gustan de sí mismo haciéndolas crecer de igual manera, lo que le llevará con el tiempo a convertirse en aquello que tanto rechaza y a atraerlo a su vida constantemente. La aceptación es el disolvente universal de cualquier oscuridad que aparezca en la vida. Aceptarnos completamente es amor hacia nosotros mismos y hacia los demás, completarnos y unificarnos en nuestra esencia, saber que no somos uno, sino todos y todo a la vez sin enjuiciar ni enjuiciarnos —integramos las partes disociadas de nosotros mismos y esto nos conducirá de forma natural a la unidad de ser que ya somos—. El amor une, unifica y facilita la vuelta al hogar —justo lo contrario que el miedo, que solo genera disociación y dualidad, que a su vez provoca que vaguemos perdidos y erráticos por más tiempo—.

Todos somos igual de importantes en el misterioso baile evolutivo del ser. Todos contamos por igual. Todos somos formas de expresión de esa complexión total y esa totalidad se expresa en cada uno de nosotros. Es por medio de nuestros personajes que vamos a poder llevar a cabo esa expresión y realizar lo más alto en lo más bajo a través de las pequeñas acciones cotidianas de nuestra existencia.

«Ser humano» nos llamaron, dos palabras que definen a la perfección lo que realmente somos. Pero me gustaría hacer una observación sobre el orden en el que se presentan porque es muy significativo para tratar de conocer nuestra primordial naturaleza.

Primero y, ante todo, somos *ser*. Luego y posteriormente, *humano*. Este mundo es primero un mundo de energía y eso es lo real y comprobable. En segundo lugar, tenemos lo irreal, un mundo material que desde niños nos enseñan a crear y que por rutina hipnótica y sin rechistar aceptamos como válido.

CUALIDADES DE LO REAL:

- Ser.

- Inmutable.

- Eterno.

- Todos somos ello en conexión siempre.

- Sentimiento de unidad.

- No sentimos soledad pues estamos conectados a ese ser que todos somos.

- Somos la vida misma, el aquí y ahora que está sucediendo.

- Consciencia y complexión plenas.

- Ilimitado.

- Ausencia de ego.

- Desapego.

- Amor infinito.

- Libertad.

CUALIDADES DE LO IRREAL:

- Creemos que solo somos un cuerpo.

- Mutable.

- Efímero y caduco.

- Limitado.

- Inconsciencia y falta de plenitud: rellenamos ese vacío con cosas y materia.

- Sentimiento de separación: no consideramos que todo y todos sean lo mismo que nosotros.

- Sentimos y tememos la soledad.

- Apego a personas y cosas.

- Vivimos la vida como algo que tenemos que ganarnos: no sentimos que seamos la misma vida.

- El ego gobierna nuestras acciones.

- Esclavitud.

Con estas premisas como punto de partida nos damos cuenta de que hay personas que, por sus vivencias y experiencias vitales, son más dadas o están más inclinadas hacia el mundo del espíritu y otras, sin embargo, se encuentran absolutamente identificadas e inmersas en la búsqueda de lo material. En los dos casos se pierde la perspectiva y es que no hay elección posible en ninguno de los dos sentidos porque en el fondo no hay nadie ni nada que alcanzar o lograr, ni sitio al que llegar, ni evolución que acometer, pues al final nosotros mismos somos el resultado de cualquier búsqueda. Al llegar tirando del hilo al final del ovillo del «quién soy yo», el hilo desaparece entre las manos y nos damos cuenta de que no somos nada excepto el vacío consciente donde toda esa inteligencia superior puede darse.

No podemos hacer un curso para aprender a ser lo que ya somos, pero sí podemos darnos cuenta a cada momento de lo que no somos. A nada que indaguemos en nuestro interior descubriremos la verdad porque como rezaba aquel dicho: «Solo la verdad os hará libres».

El mero hecho de morar en la idea de que simplemente somos el ser es suficiente para despertar. No hacen falta grandes esfuerzos ni abandonar la vida cotidiana. Únicamente hace falta seriedad y constancia en la idea. Eso es amar —sentirse en unión y conexión con lo real—. Por eso dicen que el amor es la sustancia de la que está hecha el universo. San Agustín solía decir: «Ama y haz lo que quieras».

El ser humano nace, crece, se desarrolla y muere. Pero la vida no termina ahí. Una vez volvemos al plano de la consciencia consciente nos damos cuenta de que nuestro paso por la tierra no fue más que otra etapa más en nuestro camino de vuelta a casa. Esa inteligencia superior que es el ser se proyecta en todo a diferentes niveles de frecuencia vibratoria en los planos más altos y bajos de la existencia, tanto material como inmaterial, y todo ello con la única finalidad de seguir evolucionando a través de las experiencias obtenidas de cada una de sus partes.

No importa que sea el movimiento de una galaxia, una constelación, una estrella, un planeta, la vida de un hombre, el proceso de un árbol, un animal, una roca o el agua del mar y el océano. Ello es todo, está en todo y entre todo, impregnando con su amor toda mota de existencia.

Esta nueva forma de entender y comprender la vida será suficiente para poder llevar una existencia mejor, más relajada, menos estresante y basada menos en los aspectos materiales y sí más en el ejercicio de la comprensión de lo que realmente somos, lo que nos llevará a alcanzar las más altas cotas de nosotros mismos para así poder comprender y comprendernos mejor en el juego de la eternidad.

No por pensar y sentir así debemos apartarnos de las cosas cotidianas de la existencia. Todo lo contrario, pues esta sabiduría nos llevará a vivir mejor y más conscientes de lo que hacemos en nuestras vidas, a darnos cuenta de cómo nos comportamos con el prójimo, de cómo tratamos a la tierra madre en la que vivimos, la gran *Pachamama* como la llaman en otras culturas. Comprender, saber con certeza y actuar en base a que todo lo que le hago al otro me lo hago a mí o que según trate a la tierra ella me tratará a mí es suficiente para iniciar el cambio que en el interior de todos y cada uno de nosotros debe producirse, con el fin de lograr crear el mundo de consciencia que verdaderamente nos merecemos como seres humanos.